世界一やさしい！

栄養素図鑑

監修●管理栄養士 牧野直子
イラスト●松本麻希

新星出版社

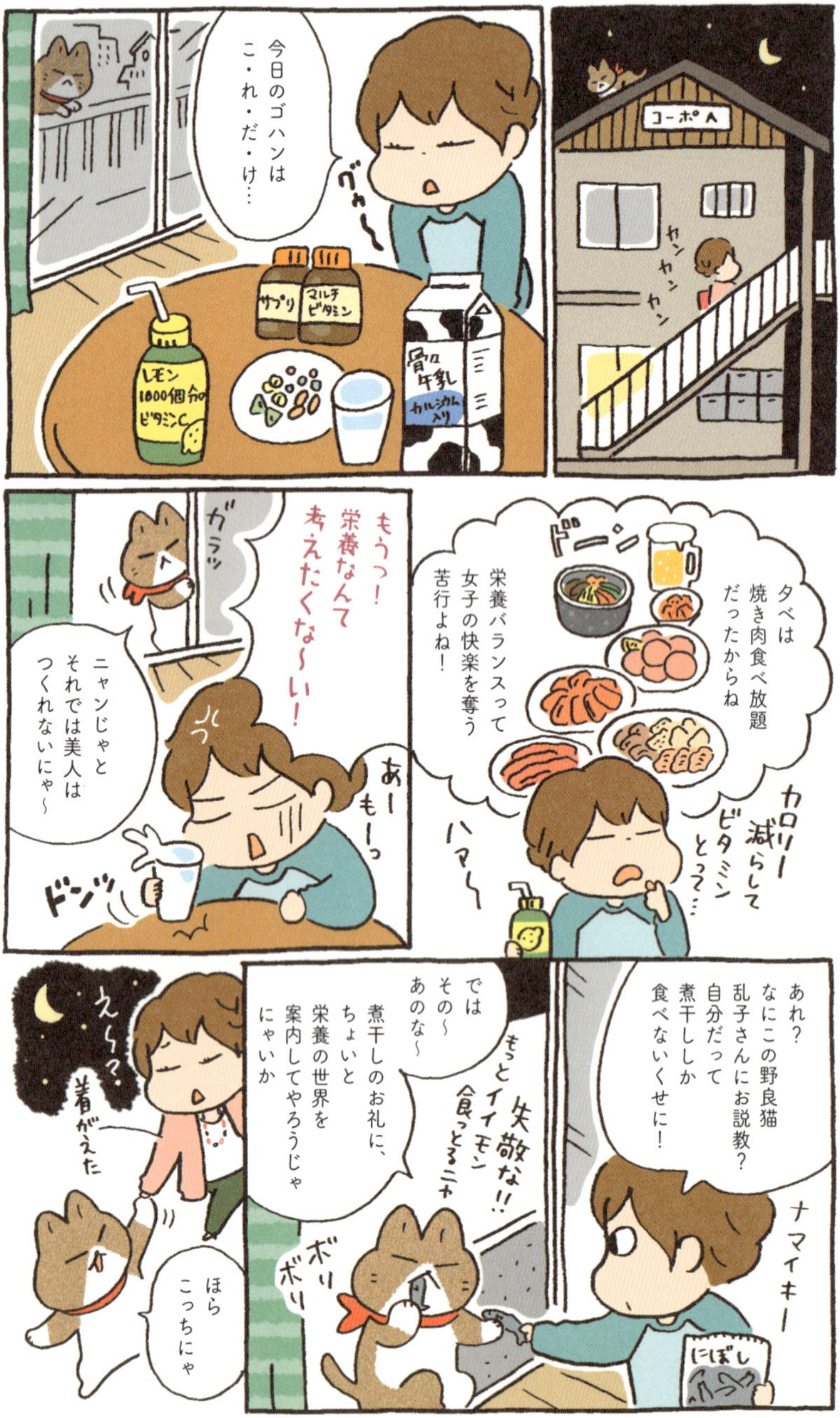
今日のゴハンは
こ・れ・だ・け…
グゥ〜
サプリ
マルチビタミン
レモン1000個分のビタミンC
骨に牛乳
カルシウム入り
コーポA
カンカンカン
夕べは
焼き肉食べ放題
だったからね
栄養バランスって
女子の快楽を奪う
苦行よね！
ドーン
カロリー減らしてビタミンとって…
ハァ〜
もうっ！栄養なんて考えたくな〜い！
ガラッ
ニャンじゃと
それでは美人は
つくれないにゃ〜
あーもーっ
ドンッ
あれ？
なにこの野良猫
乱子さんにお説教？
自分だって
煮干ししか
食べないくせに！
ナマイキー
失敬な!!
もっとイイモン食っとるニャ
ボリボリ
にぼし
では
その〜
あのな〜
煮干しのお礼に、
ちょいと
栄養の世界を
案内してやろうじゃ
にゃいか
えっ？
着がえた
ほら
こっちにゃ

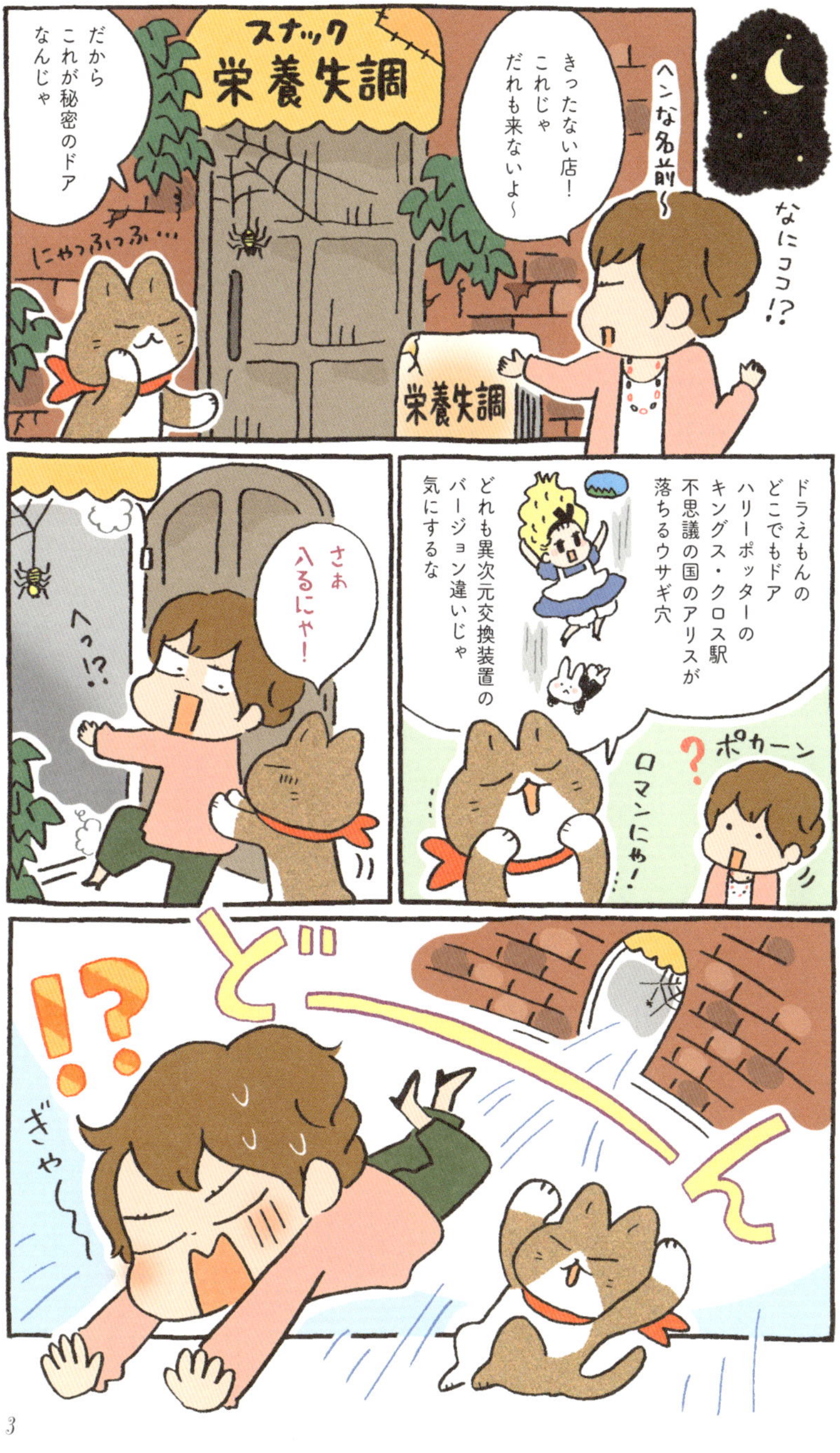
なにココ!?
ヘンな名前〜
きったない店!
これじゃ
だれも来ないよ〜
スナック
栄養失調
だから
これが秘密のドア
なんじゃ
にゃっふっふ…
栄養失調
ドラえもんの
どこでもドア
ハリーポッターの
キングス・クロス駅
不思議の国のアリスが
落ちるウサギ穴
どれも異次元交換装置の
バージョン違いじゃ
気にするな
ポカーン
?
ロマンにゃ!
さぁ
入るにゃ!
へっ!?
どーん
!?
ぎゃ〜〜

ええええ
ここはどこ？？
ちょっと〜
肺
胃
ここはスナックではなく乱子ちゃんの体内 正確にいえば小腸！ 十二指腸通りを曲がって小腸上部あたりじゃな。
えっ〜〜〜〜〜 ちょっとやだ〜〜！ 私のおなかのなかなわけ？
十二指腸
どーゆーこと…
ガーン
おっ！
ここらあたりから「うんち」になっとるゾ！
小腸
大腸
夕べ食べたものがたくさんあるゾ〜
盲腸

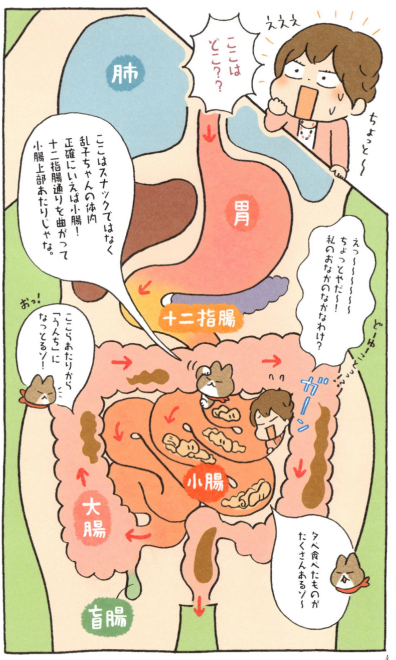

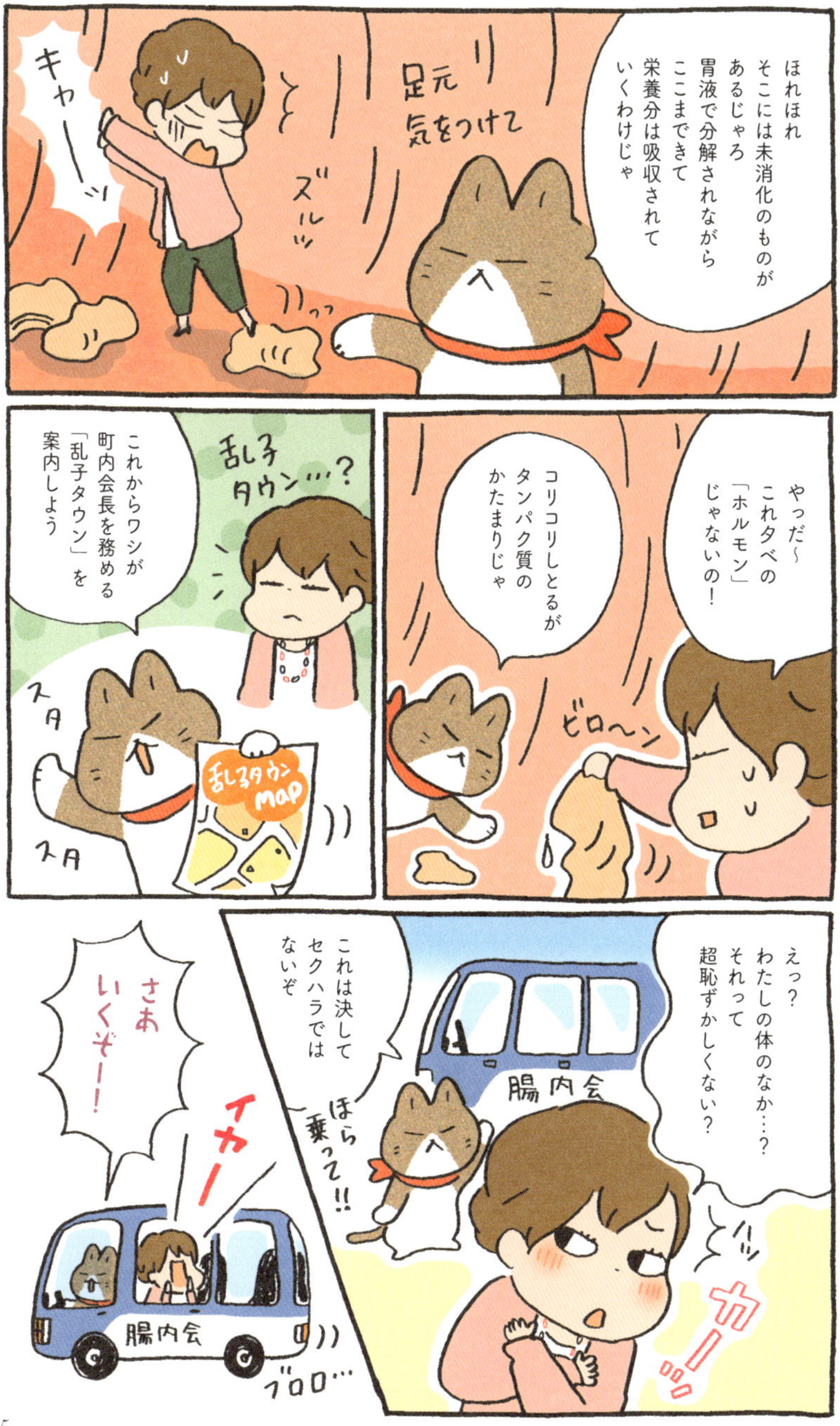
ほれほれ そこには未消化のものが あるじゃろ 胃液で分解されながら ここまできて 栄養分は吸収されて いくわけじゃ
足元 気をつけて
ズルッ
キャ――ッ
やっだ～ これ夕べの 「ホルモン」 じゃないの！
コリコリしとるが タンパク質の かたまりじゃ
ビロ～ン
これからワシが 町内会長を務める 「乱子タウン」を 案内しよう
乱子タウン…？
スタ
スタ
乱子タウン MAP
えっ？ わたしの体のなか…？ それって 超恥ずかしくない？
これは決して セクハラでは ないぞ
ほら 乗って!!
腸内会
ハッ
カ――ッ
さあ いくぞ――！
イカ――
腸内会
ブロロ…

はじめに

朝は忙しくて時間ギリギリまで寝て、お昼はコンビニのお弁当、
甘いものが大好きだから三時のおやつはしっかり食べますよ♡
エネルギー補給は、やっぱり夜！
ネット検索でクチコミランキング上位の飲み放題を予約して友人とカンパ〜イ！
そんな生活を続けていたら、最近、調子が悪い…んです。
お肌カサカサ、髪の毛パサパサ、便秘だし、気分はイライラ！
友人には「あれ、乱子。なんか老けた？」といわれる始末。
そこに「腸内快調で絶好調！の町内会長じゃよ」なあんて
オヤジギャグを飛ばしながら野良猫が現れて……。
どうもこの猫、私（乱子）の体内に住みついているらしいんです。
「このままだと大変なことになるぞ。
三大栄養素は知っとるか？　なに？　タンパク質、脂質、炭水化物（糖質）？
ふむ、さすがにそれくらいはな。ミネラルとビタミンをプラスして
五大栄養素。第六の栄養素として食物繊維も注目されているんだぞ。

それだけじゃない、体のなかではたくさんの栄養素が
元気な体を維持するために頑張ってくれているんだ」と話し始めたら……
町内会長に案内されて、スナックのドアから自分の体内に入っちゃったんです！
自分の体のなかってスゴク複雑でたくさんの栄養素さんたちに
助けられてるんですよね。感動しました。
みんなが頑張ってる姿を見て、規則正しい食生活、
栄養のバランスも考えるようになったんですよ。
適度な運動、健康でいるために考えなければいけないことって
すごくいっぱいあるんだなあって思い知らされました。
この本を手にとってくれた皆さんにも町内会長の栄養解説、
ぜひ聞いてほしいな。たまに出るオヤジギャグも、ガマンガマン！
そして少しでも、これからの生活に役立ててもらえればうれしいです。

養《かい》分《ゆけ》乱子

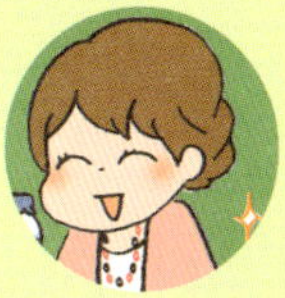

この本について

- 食品成分値については、「日本食品標準成分表2015年版（七訂）」（文部科学省　科学技術・学術審議会資源調査分科会報告）に準拠しています。
- 各栄養素を多く含む食品については、一般的に親しまれているものを選んで掲載しています。
- 各栄養素の解説や漫画の内容については、その効能を保証するものではありません。栄養素を摂取したときに現れる反応には個人差があります。

Contents

1章 三大栄養素と食物繊維…13

三大栄養素って何？…14

タンパク質…16

筋肉や皮膚、髪の毛など、体をつくる材料になる。

脂質…20

最も大きなエネルギー源となる。一部のビタミンの吸収を助ける働きも。

Column 健康によい油って？…24

糖質…26

最も早くエネルギーにかわる栄養素。脳のエネルギー源にもなる。

食物繊維…30

腸内をきれいにし、血糖値の上昇を抑える働きがある。

2章 ビタミン…35

ビタミンって何？…36

ビタミンA…38

皮膚や粘膜の細胞を活性化させる。油と一緒に摂ると吸収率アップ。

ビタミンD…42

カルシウムの吸収を助ける。日光に当たるだけでも合成される。

ビタミンE…46

活性酸素から体を守る。血行促進効果で冷え性を予防する働きも。

ビタミンK…50

血を止める働きを助ける。骨を丈夫にする働きもある。

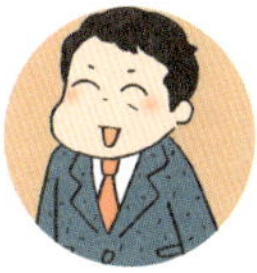

糖質の代謝を助け、疲労回復に役立つ。イライラ解消効果も。

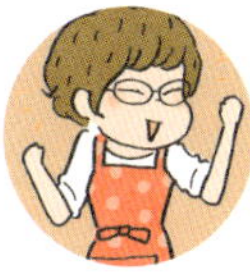

脂質の代謝を助ける。ダイエットやニキビ予防の味方。

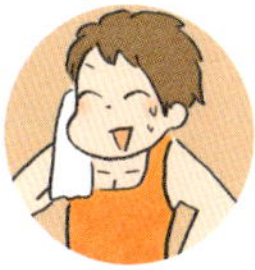

アルコールの分解を助ける働きがある。三大栄養素の代謝にも関わる。

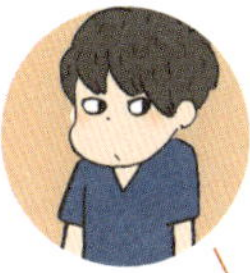

タンパク質の代謝をサポートする。皮膚炎を予防する働きもある。

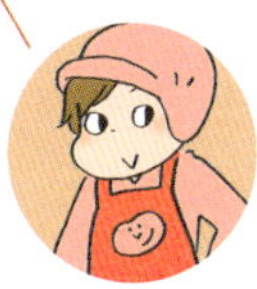

葉酸とともに貧血を予防する。神経伝達を正常にする働きも。

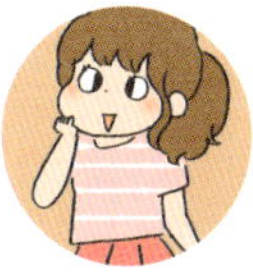

ストレスを和らげる働きがある。生活習慣病予防にも役立つ。

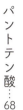

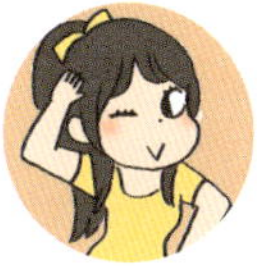

コラーゲンの生成を助け、美肌や健康な髪の毛を保つ働きがある。

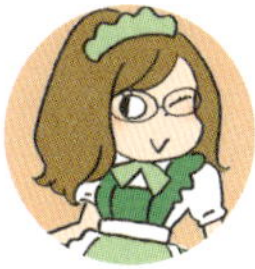

赤血球やDNAの生成を助ける。葉野菜やレバーに豊富に含まれる。

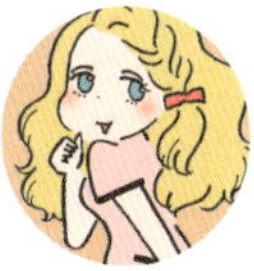

免疫力を高めたり、活性酸素の働きを抑える効果がある。

3章 ミネラル…83

ミネラルって何？…84

カルシウム…86

丈夫な骨や歯を保つために必要。神経伝達や血圧を正常にする働きも。

マグネシウム…90

骨を構成するミネラルの一つ。ストレスによって失われやすい。

鉄…92

赤血球の主成分のヘモグロビンの材料になる。不足すると貧血の原因に。

ナトリウムと塩素…96

体内の水分量をコントロールする重要なミネラル。過剰摂取は高血圧の原因に。

カリウム…100

細胞内のナトリウム量を正常に保ち、血圧を調整する働きがある。

リン…102

骨や歯の材料となるが、過剰摂取すると骨粗鬆症の原因になる。

亜鉛…104

味蕾細胞をつくるのを助ける。不足すると味覚異常を引き起こすことも。

硫黄…106

爪や髪の毛の構成成分になったり、有害ミネラルの蓄積を防ぐ働きがある。

銅…108

鉄の働きをサポートし、貧血を予防する。

ヨウ素…110

甲状腺ホルモンの材料となる。きれいな髪の毛を保つ働きも。

Contents

セレン…112

細胞の老化を予防する働きがある。

マンガン…114

発育期の骨の成長を助け、DNAの合成にも関わる。

モリブデン…116

肝臓や腎臓で働き、プリン体を尿酸に分解する。

クロム…118

血糖値やコレステロール値を正常に保つ働きがある。

コバルト…120

腸内でビタミンB12にかわり、赤血球の生成を助ける。

Column 水の働き…122

4章 機能性成分とその他の食品成分…123

機能性成分って？…124

ポリフェノール…126

植物に含まれる色素や苦みなどの成分で、抗酸化作用がある。

カロテノイド…132

天然の植物の色素成分で、活性酸素を除去する働きがある。

乳酸菌…136

腸内環境を整え、免疫力を上げる働きがある。アミノ酸の合成にも関わる。

Column 善玉菌と悪玉菌って？…140

オリゴ糖…142

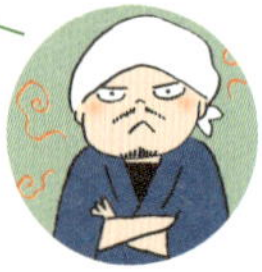

独特のにおいがあるが、強力な抗酸化作用を持つ。

全身の血流をよくし、冷え性や肩こりの予防、ダイエットに役立つ。

その他の栄養素

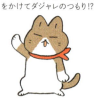

町内会長（腸内快調）

ただの野良猫と思いきや、実は、乱子の体内にある「乱子タウン」の町内会長。栄養素に詳しく、乱子にいろいろ教えてくれる。町内会長と腸内快調をかけてダジャレのつもり!?

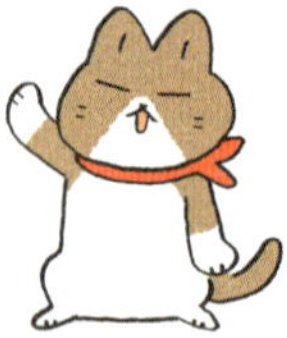

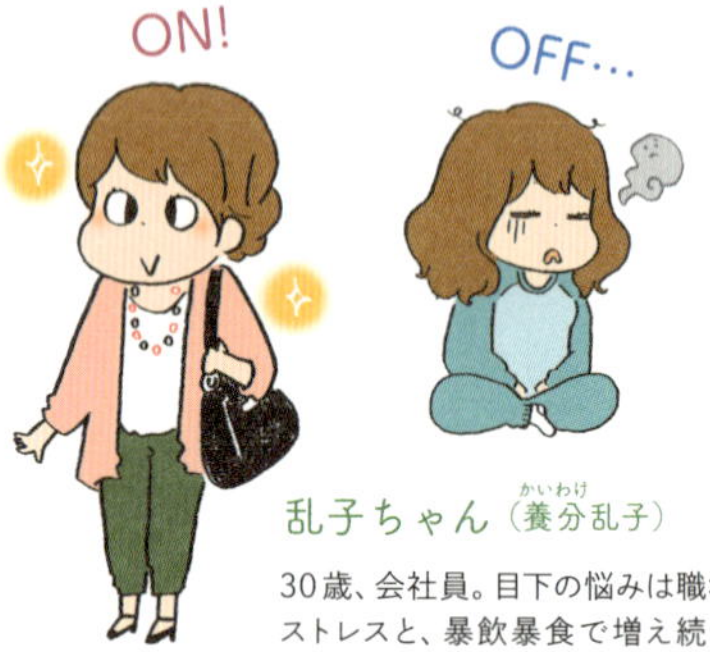

乱子ちゃん（養分《かいわけ》乱子）

30歳、会社員。目下の悩みは職場でのストレスと、暴飲暴食で増え続ける体重。近ごろ時間がなく、スポーツジムは幽霊会員状態。食生活で美容と健康を手に入れたいと思っているが……。

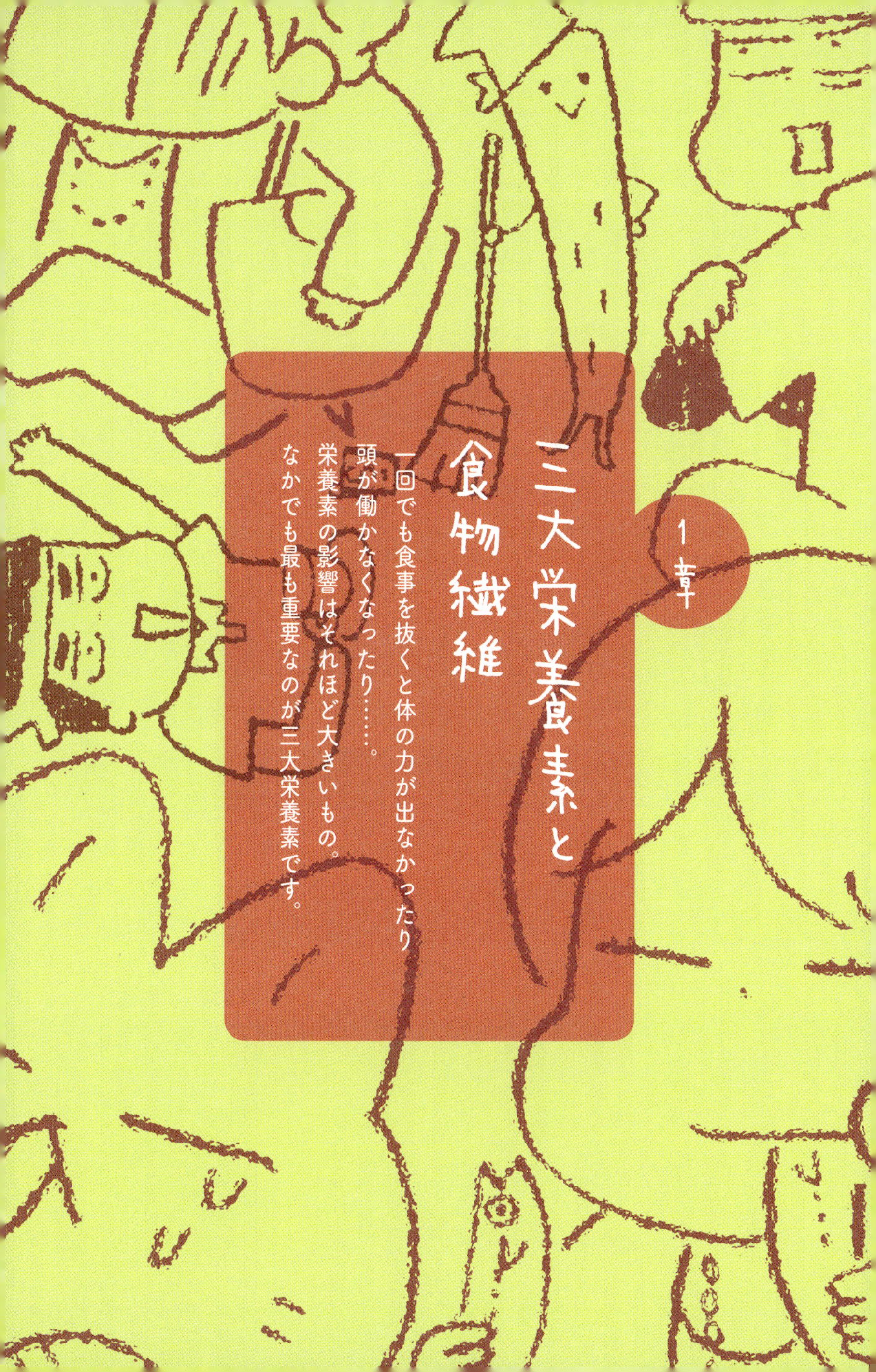

1章

三大栄養素と食物繊維

一回でも食事を抜くと体の力が出なかったり
頭が働かなくなったり……。
栄養素の影響はそれほど大きいもの。
なかでも最も重要なのが三大栄養素です。

三大栄養素って何？

最も大切な栄養素はバランスが大切

人間も、そしてワシのような猫も、地球上の生物は生きていくために食事を摂る。「しっかり食べて栄養をたくさん摂らなくちゃダメよ！」というのが母親のクチグセというものじゃ。その食べ物に含まれている物質のうち、体に必要不可欠な成分のことを「栄養素」というんじゃよ。

栄養素のなかでも、「タンパク質」「脂質」「炭水化物（糖質）」の三つは体の土台となるもので、エネルギー源にもなるため〝三大栄養素〟と呼ばれているんだね。これに「ビタミン」「ミネラル」を加えると五大栄養素に、「食物繊維」を第六の栄養素という場合もある。いずれにしても生きていくために必要不可欠な栄養素だね。

タンパク質は主に筋肉や臓器、血液をつくる材料になる。体のあらゆる部分はタンパク質でできているといってもいい。脂質は脂肪酸に分解され、エネルギー源として使われるし、緊急事態に備え、エネルギーと水を体にストックするという大事な役目を持っているよ。糖質はブドウ糖

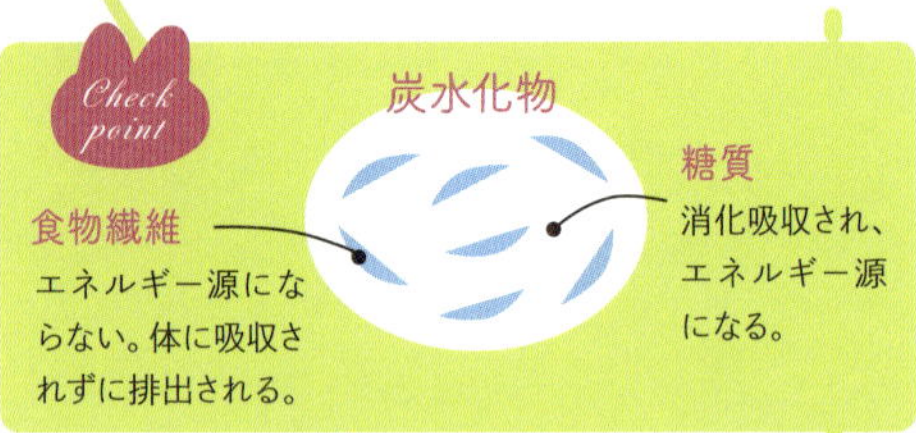
Check point
炭水化物
糖質
消化吸収され、エネルギー源になる。
食物繊維
エネルギー源にならない。体に吸収されずに排出される。

に分解され、エネルギー源になり、脳の働きにも影響する大事な栄養素だな。

糖質制限ダイエットなるものも流行しているようだが、ダイエットしているときこそ、栄養のバランスに注意すべきなんだ。ダイエットをするなら、まずは脂質を控え、炭水化物（糖質）は適度に減らし、肉や魚、卵、大豆などタンパク質源になるものを適量摂ること。ファストフードや外食の多い人は毎回の食事の摂り方に注意を。

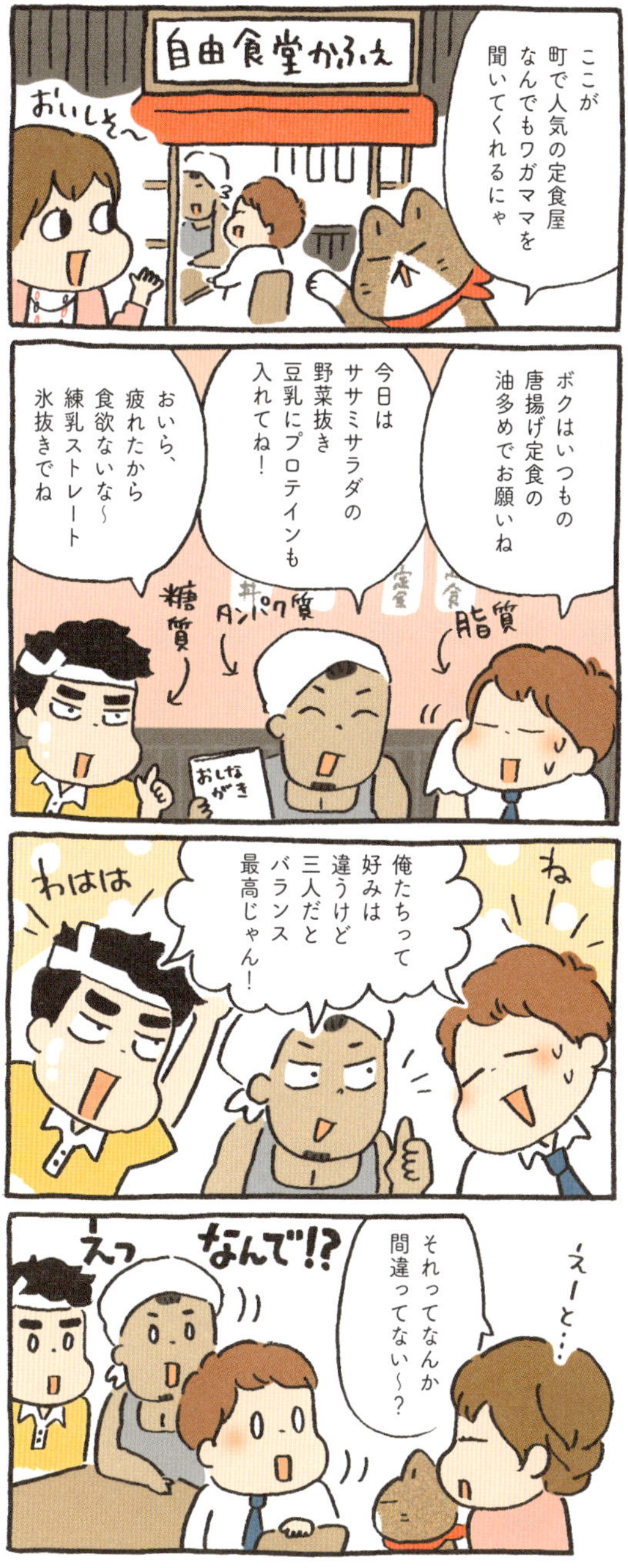

自由食堂かふぇ
ここが町で人気の定食屋なんでもワガママを聞いてくれるにゃ
おいしそ～
ボクはいつもの唐揚げ定食の油多めでお願いね
今日はササミサラダの野菜抜き豆乳にプロテインも入れてね！
おいら、疲れたから食欲ないな～練乳ストレート氷抜きでね
脂質
タンパク質
糖質
おしながき
ね
俺たちって好みは違うけどバランス最高じゃん！
わはは
え～と…
それってなんか間違ってない～？
なんで!?
えっ

タンパク質

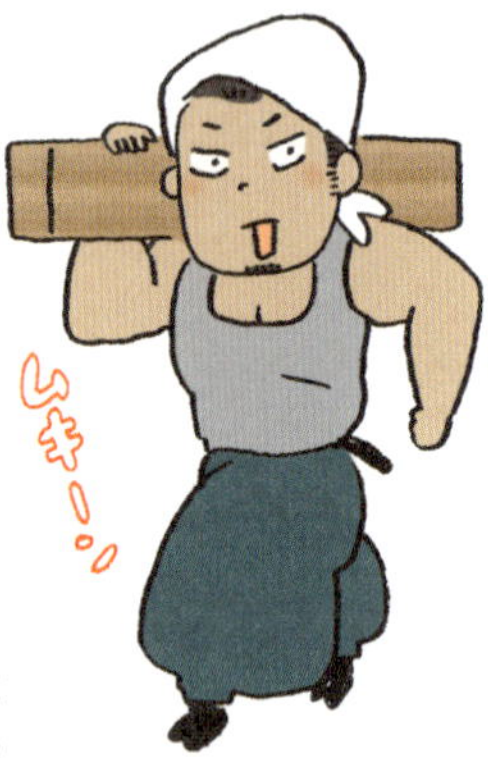

タンパク質

マッチョな土木作業員。頼りがいがあるので、みんなからいてほしいと望まれるが定住はしない主義。仕事が終わると去ってしまう。

体の材料になる栄養素

三大栄養素の一つである「タンパク質」。英語では「プロテイン」、スポーツをやっている人たちには、とくになじみのある言葉だね。

タンパク質は筋肉や皮膚、内臓、髪の毛、血液など体のあらゆる部分をつくる材料になっている。その種類はなんと10万種類以上といわれているんだが、じつは約20種類のアミノ酸という栄養素が、さまざまな形で組み合わさってできているんだね。そのうち、体内で十分な量を合成できない9つのアミノ酸のことを「必須アミノ酸」、アミノ酸や脂肪、糖を使って体内で合成できる、残りの11種類のことを「非必須アミノ酸」というんだ。いずれも必要ではあるんだが、とくに必須アミノ酸は体内で合成できない分、食事で摂らなくちゃいけないんだね。

人間の体の約20%を占めているタンパク質は筋肉や内臓などの材料になるだけでなく、消化器官や脳神経系の機能を調節するホルモンをつくったり、代謝に欠かせない酵素をつくったり、病気と戦う免疫抗体をつくったりする材料にもなり、じつに重要な働きを担っているんだ。

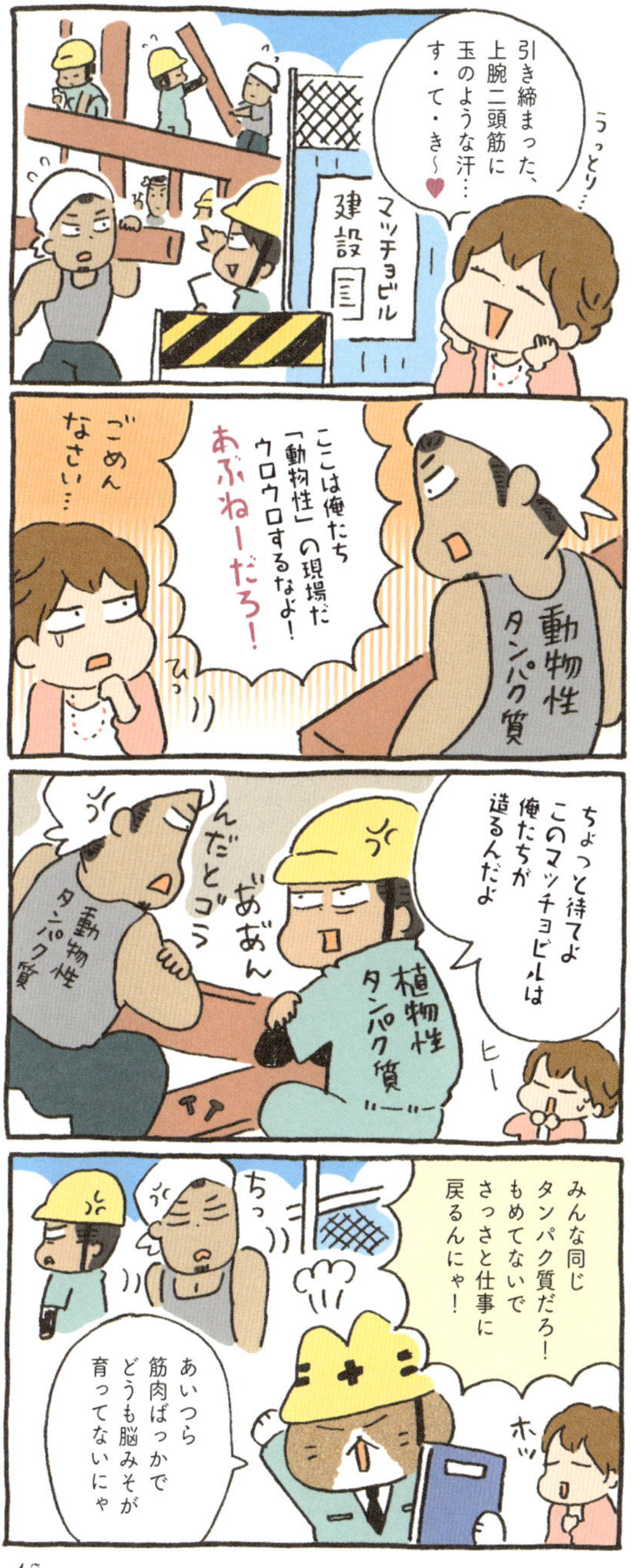
うっとり…
引き締まった、上腕二頭筋に玉のような汗…す・て・き～♥
マッチョビル建設
ここは俺たち「動物性」の現場だウロウロするなよ!
あぶねーだろ!
ひっ
ごめんなさい…
動物性タンパク質
ちょっと待てよこのマッチョビルは俺たちが造るんだよ
ああん
んだとゴラ
動物性タンパク質
植物性タンパク質
ヒー
みんな同じタンパク質だろ! もめてないでさっさと仕事に戻るんにゃ!
ちっ
ホッ
あいつら筋肉ばっかでどうも脳みそが育ってないにゃ

こんなに大切な栄養素だというのに、体のなかに貯蔵庫がないんだな。だから毎日、欠かさず摂ることが必要になってくるんだよ。ちなみに、ほかの三大栄養素である脂質と糖質には貯蔵庫がある。体が必要な量だけ使って、余分に残ったものは中性脂肪となり、脂肪細胞に蓄えられるんだよ。

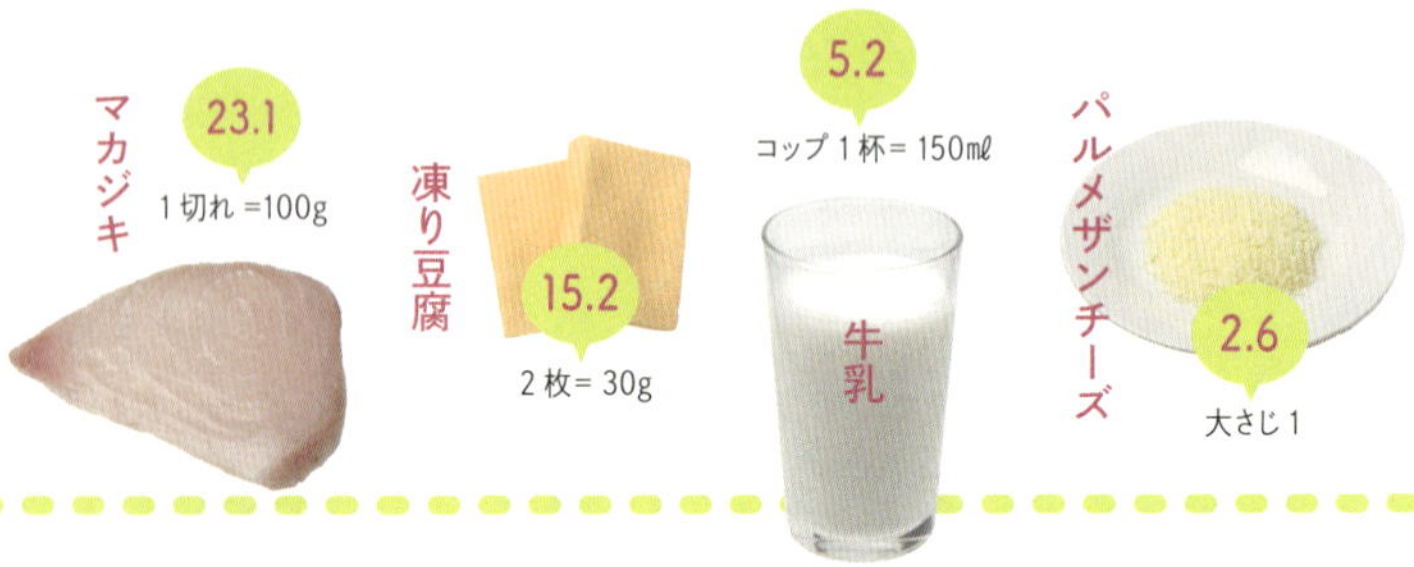
マカジキ
23.1
1切れ =100g
凍り豆腐
15.2
2枚= 30g
牛乳
5.2
コップ1杯= 150mℓ
パルメザンチーズ
2.6
大さじ1

「何から摂るか」も大切

アミノ酸で構成されているタンパク質だが、体内で十分に合成することのできないアミノ酸＝必須アミノ酸については不足しないよう注意する必要があるんだったね。不足すると新しい髪の毛や皮膚がつくられないために、抜け毛や肌荒れが起きてしまうよ。また、筋肉が減って太りやすくなったり、免疫力低下により風邪をひきやすくなったりするんだ。

だからといって、タンパク質を多く含む食品をただたくさん食べればいいかというとそんなことはない。じゃあ、何を食べればいいのかって？ そうだね、なかなか難しい。そこで登場するのが「アミノ酸スコア」。スコアって、ボウリング？ゴルフ？ いやいや、「食品に含まれる必須アミノ酸のバランス度がわかる採点表」といえばいいかな。数値が100に近ければ近いほど、すべての必須アミノ酸をバランスよく含んでいる食品というわけだ。

ところでタンパク質には「動物性タンパク質」と「植物性タンパク質」があることは知っているよね。動物性タンパク質は一般に肉、魚、卵など、要するに動物から摂れるタンパク質だね。一方、植物性タンパク質は大豆や穀物、野菜などに含まれるタンパク質のことだ。脂質が少なそうな植物性タンパク質のほうがいいように

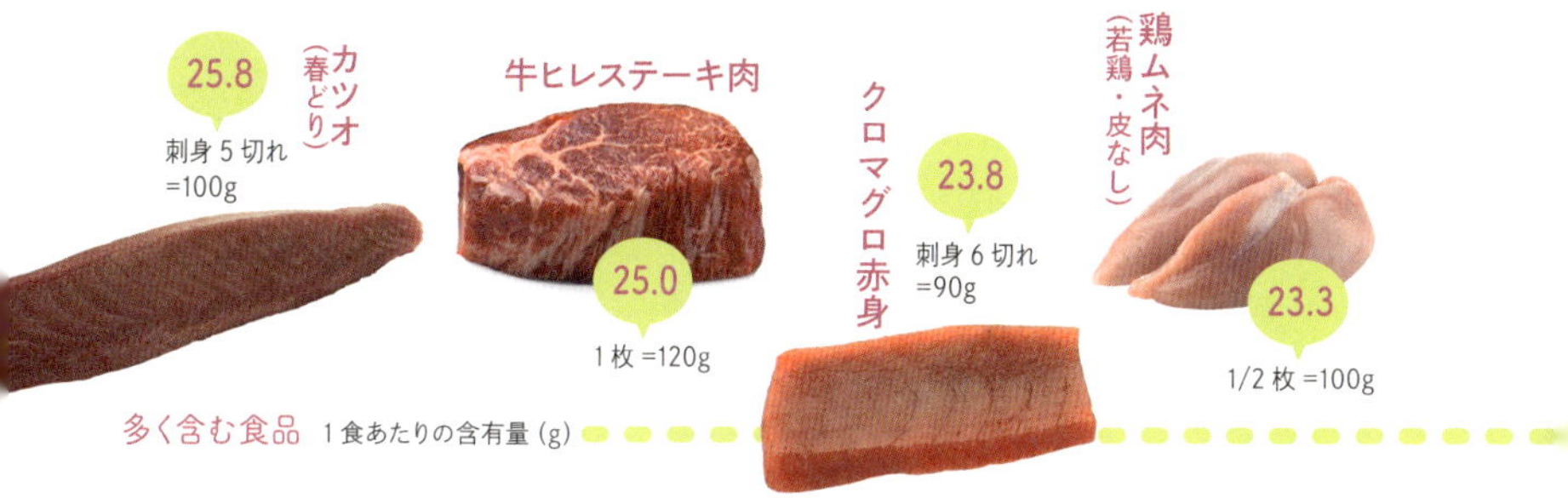
カツオ（春どり）
25.8
刺身 5 切れ =100g
牛ヒレステーキ肉
25.0
1 枚 =120g
クロマグロ赤身
23.8
刺身 6 切れ =90g
鶏ムネ肉（若鶏・皮なし）
23.3
1/2 枚 =100g
多く含む食品　1 食あたりの含有量（g）

思うかもしれないが、一概にそうともいえない。動物性タンパク質のほうがアミノ酸スコアは高いんだよ。おおざっぱに、動物性タンパク質のアミノ酸スコアは100と覚えておこう。

ちなみに白米は大豆に多く含まれているリジンというアミノ酸が少なく、大豆に少ない含硫アミノ酸を多く含んでいる。〝納豆ご飯〟は、お互いに不足しているアミノ酸をカバーしあう、理にかなった栄養食といえるよ。

摂り過ぎは禁物

タンパク質は体内に貯蔵庫がなく、余ったら尿として体の外へ捨てるしかない。そうなると腎臓に負担がかかるので機能低下を引き起こしてしまうことがあるんだ。高齢者での摂り過ぎは食欲不振や嚥下《えんげ》障害、体力や免疫力低下による感染症や合併症を誘発することもあるから気をつけたいね。

またタンパク質が豊富な食品は比較的カロリーが高め。ダイエット中の人や、筋肉を育てるため、意識的にタンパク質を摂っている人は注意が必要だね。結果的にカロリーオーバーで肥満を招くことにもなりかねない。脂質の少ない食品を選んで油を控える調理法を工夫し、低カロリー高タンパクの食事を心がけよう。

脂質

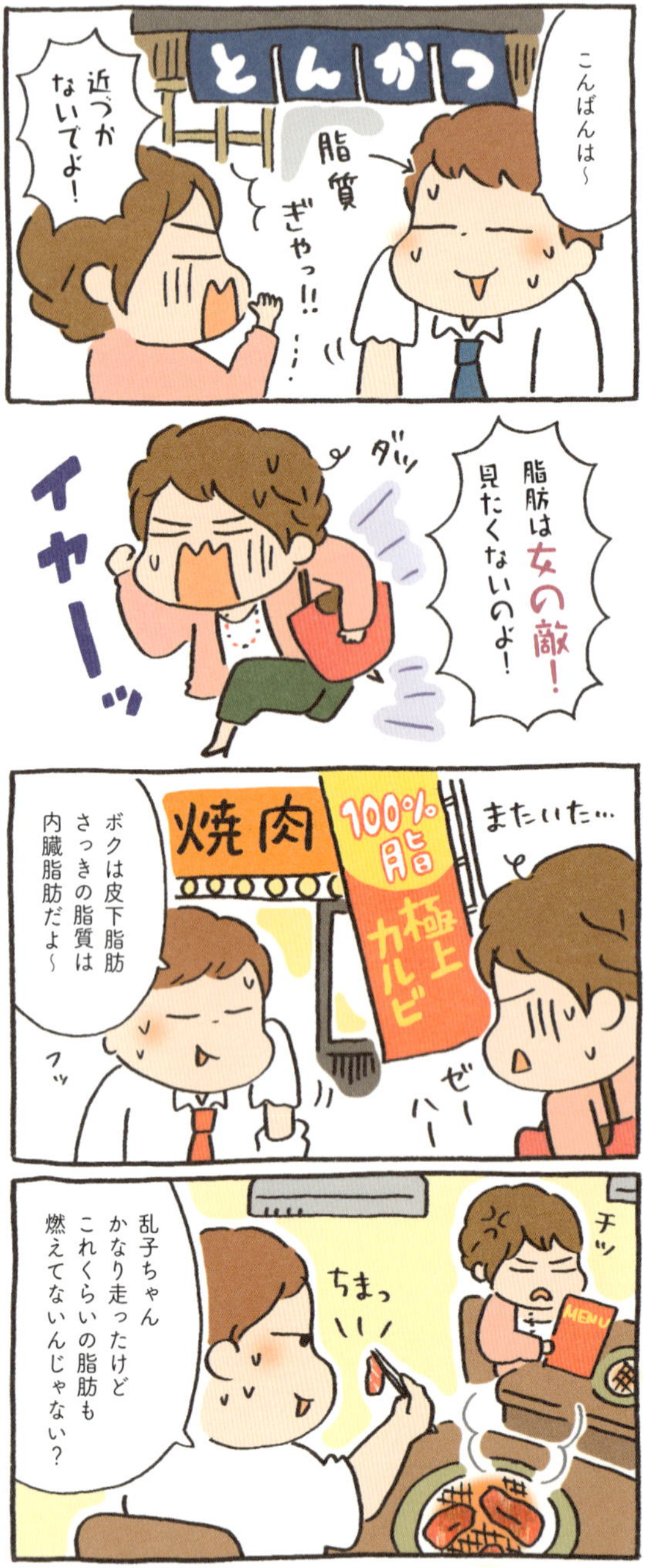

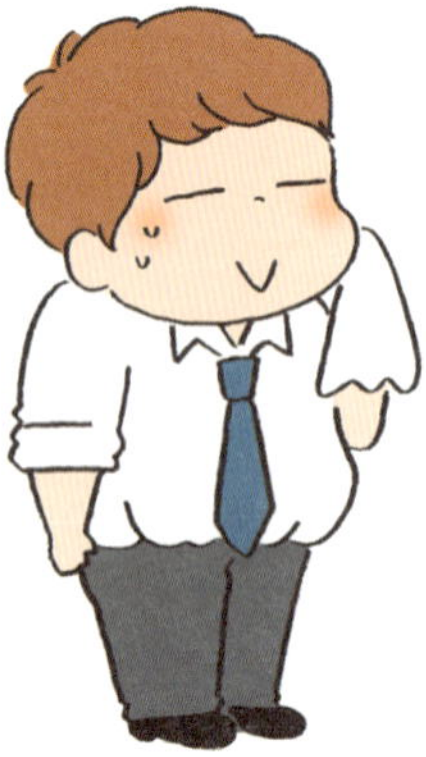

脂質

やさしい顔のふとっちょお兄さん。のんびりした性格だが、実はとっても働き者。脂溶性ビタミンにモテる。

最も大きなエネルギー源

「脂質」と聞くと、なんとなく体にとって悪いものなのでは？　と思うかもしれないね。もちろん、摂り過ぎはダメだけど、とても重要な栄養素だよ。

では脂質はどんな働きをしているかって？　うん、それは体のエネルギー源になるってことなんだ。たとえば、車のエネルギーはガソリン。おっと、今の時代は電気でも動くね。人間はガソリンを飲めないし、電気のプラグもついてない。毎日の食事からエネルギーをつくるしかないんだね。そしてそのエネルギー源となるのが三大栄養素である「タンパク質」「脂質」「糖質」というわけだ。そしてそのなかでも最も大きなエネルギー源になるのが脂質なんだ。

糖質のエネルギーは1gあたり4キロカロリーだが、脂質は糖質の倍以上の9キロカロリー。大さじ1杯だと約110キロカロリーになるから、どんなに大きいかわかるかな？　摂取するべき食べ物の量が少なくてすむから、効率のよいエネルギー源になるけど、消費されなかった分は脂肪として蓄えられる。脂肪には骨や筋肉、内臓を守る役割もあるから、量に注意しながら摂りたいね。

ほかにも脂質は体の機能を整えるホルモンの材料になったり、油で溶けるビタミンの吸収のサポート、細胞を包む膜をつくるのにも重要な役割を果たしている。と

脂質異常症の診断基準（空腹時採血）

	コレステロール	数値
高LDLコレステロール血症 境界域LDLコレステロール血症	LDLコレステロール値	140mg/dl以上 120～139mg/dl
低HDLコレステロール血症	HDLコレステロール値	40mg/dl未満
高トリグリセライド血症 （高中性脂肪血症）	トリグリセライド値 ※トリグリセライドは代表的な中性脂肪	150mg/dl以上

（日本動脈硬化学会（編）：動脈硬化性疾患予防ガイドライン2012年版．日本動脈硬化学会，2012）

「LDL（悪玉）コレステロールが多い」、「HDL（善玉）コレステロールが少ない」、「中性脂肪が多い場合」という3つの値で診断されます。

くにダイエット中の女性は異常に敬遠するけれど、うまく付き合いたい栄養素だね。

美容のためにも欠かせない

食用の脂質（油脂）にはゴマ油、大豆油、コーン油、オリーブ油のように常温で液体のものと、ラードやバターのように固体のものがあるね。また、魚や肉などの動物性食品や穀類、豆類、乳製品、卵にも含まれているんだ。こう考えると、あまり意識していなくても、毎日の食事でたくさんの脂質を摂っているようだね。

カツ丼、天丼、カレー……。油を使った料理っておいしいんだよなあ。これは油脂を使うと塩分がまろやかになって脳が幸福を感じるからだともいわれている。ただし、脂肪の摂り過ぎは肥満を引き起こし、脂質異常症、動脈硬化、糖尿病などの生活習慣病になりやすく、乳ガンや大腸ガンにもつながってしまうから要注意だな。

ただ、脂質はタンパク質と一緒になって人間の細胞膜をつくることにも大きく関わっているからね。不足してしまうと、肌のハリがなくなってガサガサになり、髪の毛のツヤも失ってしまう。ホルモンバランスがくずれて女性は生理不順を招くことにもなるぞ。それに脂質は消化に時間がかかるので食後もしばらくは満腹感が得られる。油を使った料理を食べ過ぎると胃がもたれたりするのもそのせいだね。だ

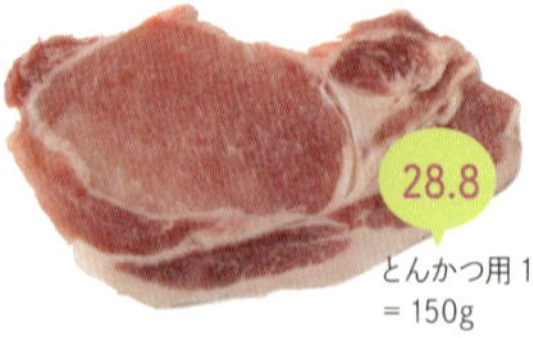

28.8
とんかつ用１枚
= 150g
豚肉（肩ロース・脂身つき）

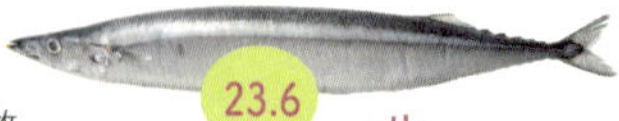

23.6
１尾正味= 100g
サンマ

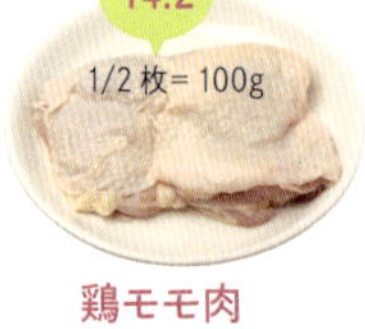

14.2
1/2 枚= 100g
鶏モモ肉
（若鶏・皮つき）

からダイエットのために脂質を極端に控えてしまうと、満腹感が得られず、おなかが空いた状態が続いてかえって過食になってしまうよ。気をつけたいね。

コレステロールは悪者？

「コレステロール」は脂質の一種なんだよ。〝コレステロール＝悪者〟に見られがちだけど、それは誤解だぞ。コレステロールは全身にある細胞を覆う膜や、脂肪の消化を助ける胆汁酸の材料になっている。血管も細胞でできているわけだから、生きていくために欠かせない栄養素なんだね。食物から摂るだけでなく、人間は必要なコレステロールの約3分の2を体内で生成しているんだぞ。

ところで「LDL（悪玉）コレステロール」と「HDL（善玉）コレステロール」という言葉を聞いたことがあるよね？LDLは肝臓から血液に乗って全身にコレステロールを運ぶ役目。運び過ぎると血管内壁にくっついてしまい、脳梗塞、心筋梗塞のリスクを高めるから、〝悪玉〟と命名されちゃったんだ。HDLは体に悪影響を及ぼす余ったコレステロールを血液に乗って回収する役目。なので〝善玉〟。

健康診断などではLDL値、HDL値、中性脂肪値をチェックできるよ。高くても低くても問題だから、定期的に検査するようにしよう。

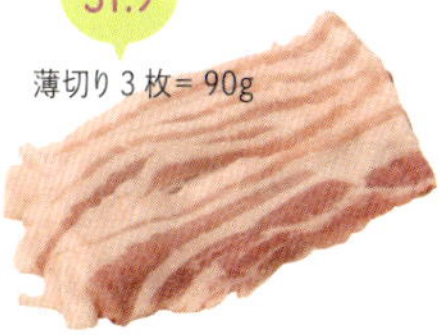
豚肉（バラ・脂身つき）
31.9
薄切り3枚＝90g

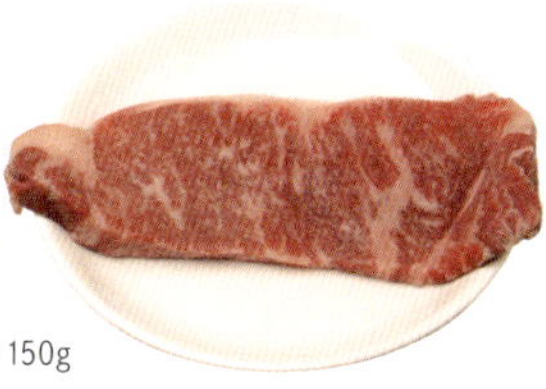
牛肉（サーロイン・脂身つき）
41.9
厚切り1枚＝150g

多く含む食品　1食あたりの含有量（g）

Column

健康によい油って？ 含まれる脂肪酸に注目！

体にとって大事な栄養素である脂質は、さまざまな成分が結びついてつくられているんだね。その一つに「脂肪酸」と呼ばれるものがあるぞ。脂肪酸は大きく「飽和脂肪酸」と「不飽和脂肪酸」の二つのタイプに分けられるんだな。

飽和脂肪酸の一つであるパルミチン酸。これは牛の脂肪であるヘットや豚の脂肪のラード、乳脂肪のバター、卵など動物性の脂質に多く含まれているよ。常温では固形の脂だね。飽和脂肪酸は体内でも合成できるので、摂り過ぎると中性脂肪やコレステロール濃度が上がっちゃう。いわゆる〝血液ドロドロ〟状態になるんだ。脂質異常症や動脈硬化を引き起こすことになるよ。一方、魚類や植物油に多く含まれ、コレステロール値を下げる作用があるのが不飽和脂肪酸。常温では液状だよ。一価不飽和脂肪酸と多価不飽和脂肪酸に分けられ、さらに多価不飽和脂肪酸にはn-6系列の脂肪酸（オメガ6）、n-3系列の脂肪酸（オメガ3）などの種類があるぞ。

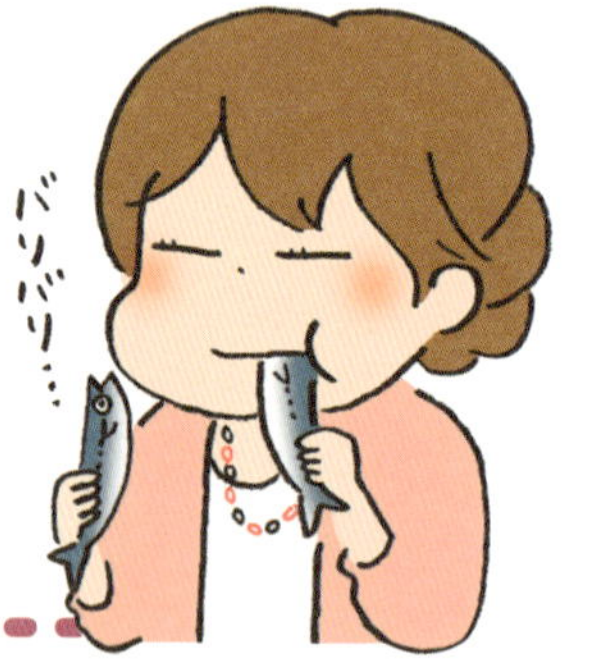

必須脂肪酸

不飽和脂肪酸のなかでも体内で合成できない「リノール酸」と「α-リノレン酸」、ほんの少ししか合成できない「アラキドン酸」の三つを「必須脂肪酸」というんだな。つまり、これらは食べ物から摂取しないといけない脂肪酸というわけだ。ゴマ油、ベニバナ油、エゴマ油、ナタネ油など、植物油に豊富に含まれているね。

また、近年よく聞く、舌をかみそうな「ドコサヘキサエン酸（DHA）」や「イコサペンタエン酸（IPAまたはEPAと呼ぶこともある）」は魚油中に多く含まれる不飽和脂肪酸のことだ。マグロ、サバ、イワシ、サケなどの青背の魚に多く含まれ、中性脂肪を低下させて脂質異常症を予防し、動脈硬化や虚血性心疾患の発症を抑える働きがあるらしいぞ。いわゆる〝血液サラサラ〟状態にするのに注目されている油脂なんだね。ダイエットで脂肪を気にする場合は、飽和脂肪酸の動物性脂質を控えて不飽和脂肪酸を摂るのがよさそうだ。

また、スナック菓子、焼き菓子、揚げ物、加工食品に多く含まれている「トランス脂肪酸」はLDLコレステロールを増やして、老化、生活習慣病を招く恐れがあるので、できるだけ摂取しないほうが無難なようだ。いずれにせよ、油脂の摂り過ぎは論外だけど、体にいい油を選びたいものだね。

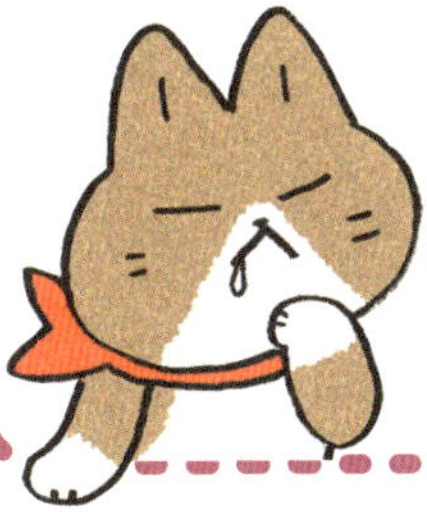

糖質

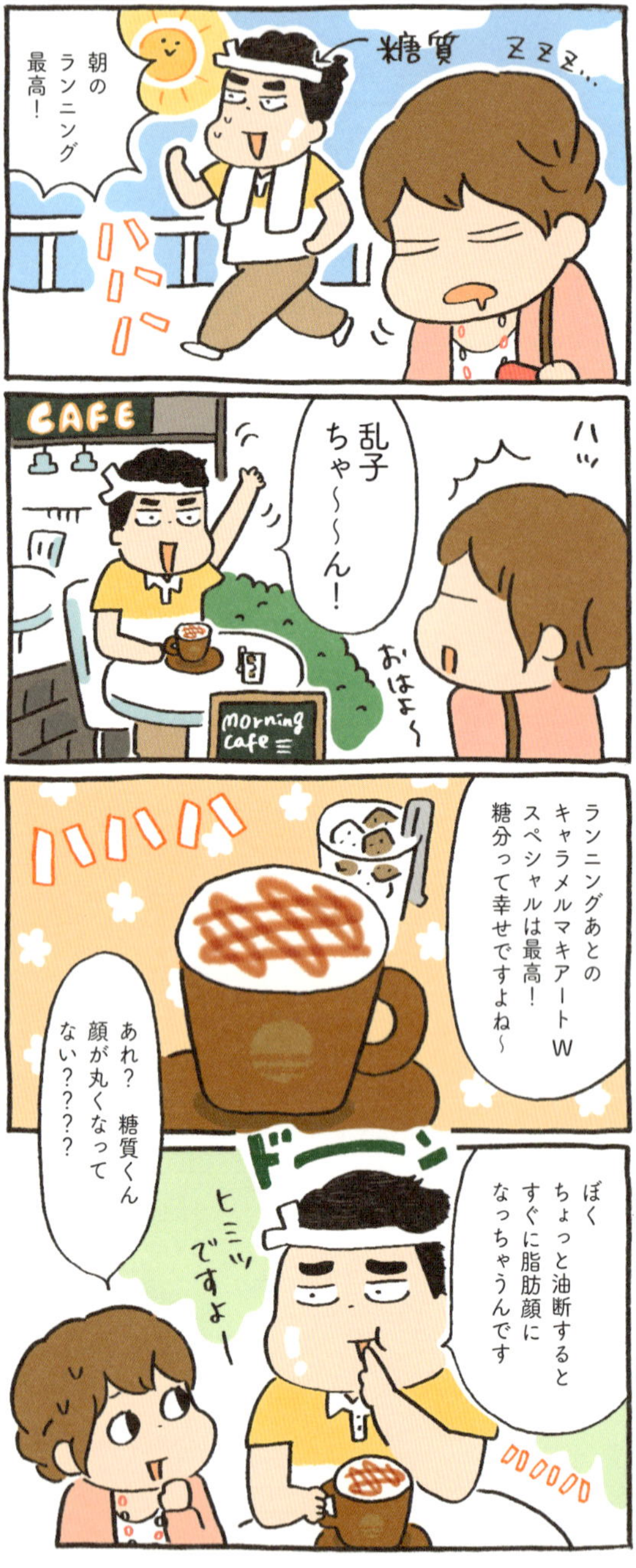
糖質 ZZZ…
朝のランニング最高！
CAFE
乱子ちゃ〜〜ん！
ハッ
おはよ〜
Morning cafe
ランニングあとのキャラメルマキアートWスペシャルは最高！糖分って幸せですよね〜
あれ？ 糖質くん顔が丸くなってない？？？？
ドーーン
ぼくちょっと油断するとすぐに脂肪顔になっちゃうんです
ヒミツですよー

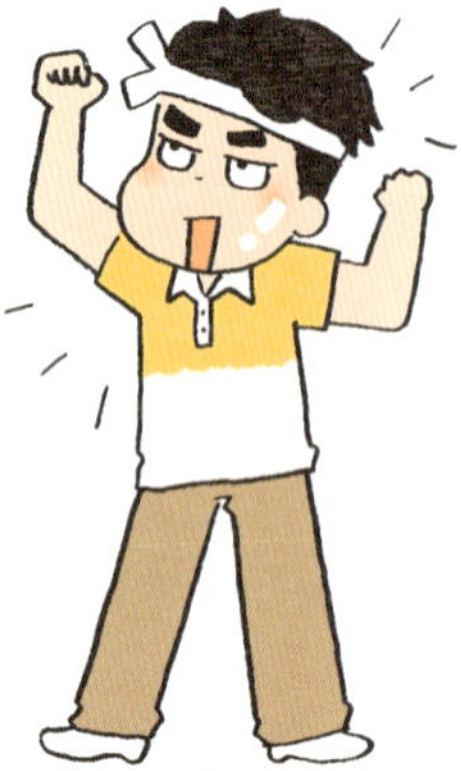

糖質

いつも燃えている熱血お兄さん。体育会系で動きが素早い。ただ、ビタミンB_1の助けがないと脂質へと姿がかわってしまう。

Check point
食物繊維はカロリーゼロ？
食物繊維にまったくカロリーがないわけではありません。水溶性食物繊維は1gあたり2kcal、不溶性食物繊維は1kcal程度のエネルギーがあります。

最も重要なエネルギー源

三大栄養素である「タンパク質」「脂質」「糖質」はすべてエネルギー源になるのだったよね。糖質は炭素、酸素、水素が結合した化合物で、体内で二酸化炭素と水に分解され、あっという間に1gあたり4キロカロリーのエネルギーを発生するんだ。疲れたときやおなかが空いたときに甘いものを食べると、なぜか元気になるだろう？　どんな栄養素よりも素早くエネルギーをつくることができるのが特徴だ。

ところで、糖質は炭水化物から消化吸収されない食物繊維を除いたものを指すんだよ。「糖質＝炭水化物－食物繊維」なんだ。炭水化物と聞いてすぐに思い浮かべるご飯もパンも、よく噛むと甘くなってくるのは糖質が含まれているからだね。

糖質はその構造によって、単糖類、少糖類、多糖類に大別される。単糖とは、これ以上分解すると糖質ではなくなるという、糖質として最も小さな単位だよ。

単糖類は一般的に甘みがあって水によく溶ける。代表的なのはブドウ糖。人間にとって大事な脳はこのブドウ糖をエネルギーとして機能しているんだ。だから、ブドウ糖が不足すると記憶力の低下、脱力感を生じるようになる。「朝ご飯はちゃんと食べなさい」と昔からいわれるのは、「糖質を摂らないと頭が働かないよ」ということだな。少糖類は、単糖が2～10個結びついたものをいうよ。オリゴ糖や、料

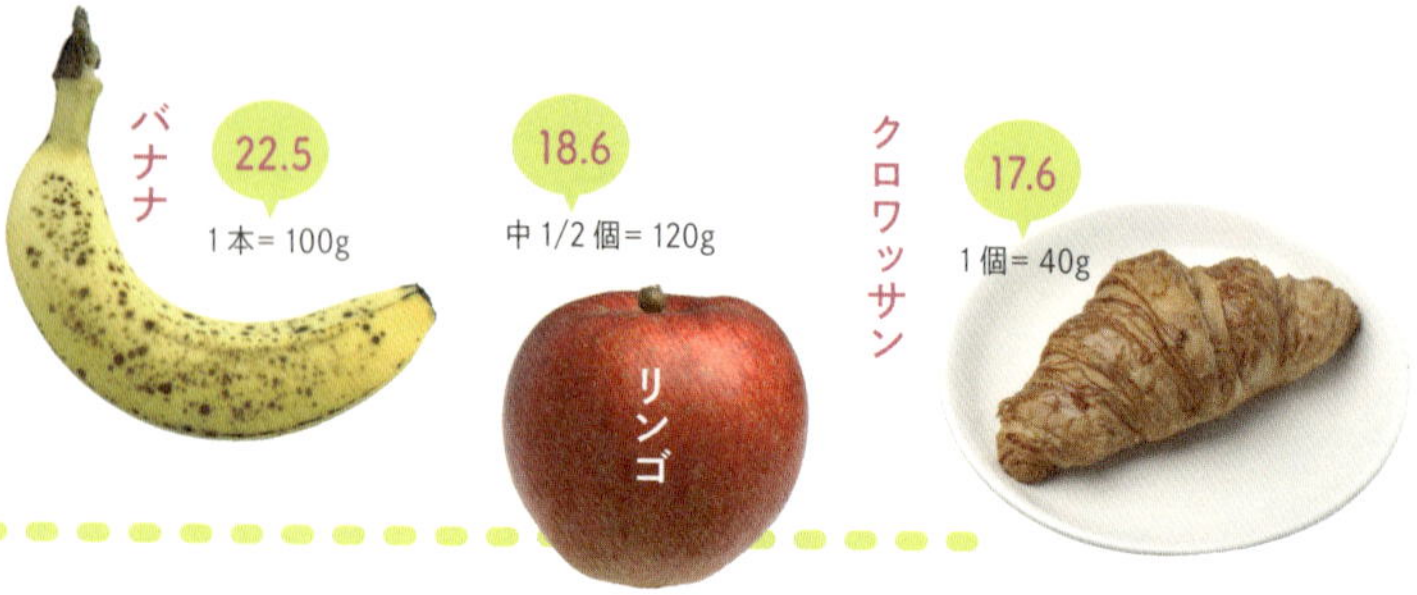
バナナ
22.5
1本＝100g
18.6
中1/2個＝120g
リンゴ
クロワッサン
17.6
1個＝40g

理などに使う砂糖、麦芽糖がこの部類になるぞ。そして多糖類は、単糖が10個以上結びついたものだ。穀類、イモ類、豆類などの植物性食品に多く含まれるデンプンがそれ。水に溶けず甘みはないよね。このほかに糖アルコール類というものもある。野菜や果物、キノコ、海藻、ワインや清酒、醤油や味噌などの発酵食品にも含まれているんだぞ。いずれにせよ糖質はスピーディにエネルギーにかわってくれるのだが、厄介なことに余った分は脂肪にかわって、肝臓や脂肪細胞に蓄えられてしまうんだなあ。頭の回転もよくなるし、疲れもとれる、そのうえおいしいからといって、摂り過ぎると肥満を招くから気をつけなくちゃいかんぞ。

糖質ダイエットはキケン？

近ごろは「糖質オフ」「糖質0％」「糖質制限」などの文字が並んだ商品が多数販売されているね。糖質制限ダイエットとか、炭水化物ダイエットもよく耳にするな。でもちょっと待った！　糖質制限すると、肝臓に貯めてあった糖質を使うことになる。その糖質は水分がくっついているから、直後に体重が減るのは体内の水分量が減っているということなんだ。決して体脂肪が落ちているわけじゃあないぞ。

それに糖質の主な働きを考えればわかることだけれど、糖質が不足すると困るの

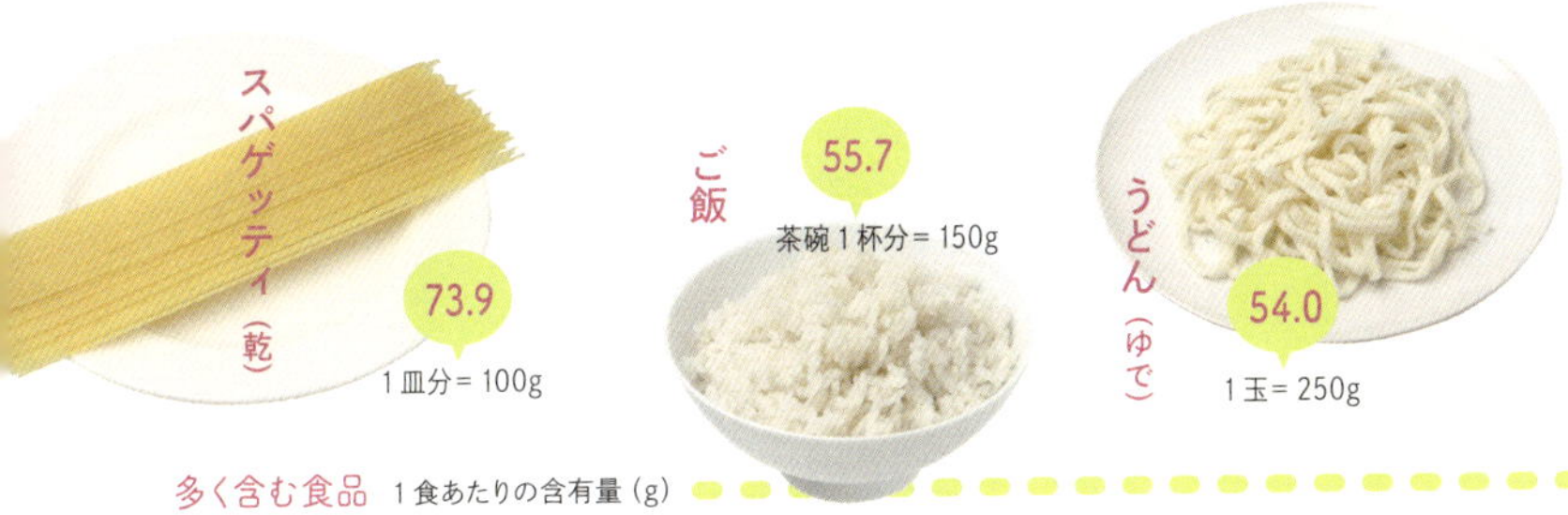
スパゲッティ（乾）
73.9
1皿分＝100g
ご飯
55.7
茶碗1杯分＝150g
うどん（ゆで）
54.0
1玉＝250g
多く含む食品　1食あたりの含有量（g）

は脳だ。きっと**イライラ**してくるぞ。それに糖質を摂らないと、タンパク質や脂質の量が増えたりして栄養バランスが崩れるし、食物繊維も不足すると便秘を起こす。極端に糖質を制限したり、まったく食べないでいるとさまざまな支障をきたすようになるからね。むやみに自己流の糖質ダイエットをするのはやめたほうがいいね。

低GI食品って？

「GI（グリセミック・インデックス）」とは、パンや米などの炭水化物を摂取したときの血糖値の上がりやすさを示したものだ。**低GI食品とは食後の血糖値が上がりにくい食べ物のこと**で、一般的に健康によいと言われているよ。

なぜ低GIだと健康によいかって？　それには「インシュリン」というホルモンが関係している。インシュリンは食後に上昇した血糖値を下げる働きがあり、上昇が大きいほど分泌量が多くなる。しかし、インシュリンには脂肪を作って脂肪細胞の分解を抑制する働きがあるから、分泌されすぎると肥満の原因になってしまうんだ。だから、糖尿病やダイエット中はGI値の低い食品を選ぶといい。穀類などはなるべく精白されていないものを選んだり、一度にたくさん食べずに回数を分けて少量ずつ食べるなど、血糖値の上がりにくい食べ方も心がけたいね。

食物繊維

腸内環境を整え、血糖値の上昇も抑える

〝便秘解消には食物繊維！〟ってよく聞くよね？ ゴボウを噛んでいると口のなかに残るものがある、それが「食物繊維」だ。「繊維」っていうくらいだから細い糸みたいなものを想像するよね。糸状だけでなく、ハチの巣状、ヘチマ状のようなものもある。いずれにせよ多孔《たこう》質と呼ばれる、表面にたくさんの穴がある形状だ。

ところでなぜ、便秘に効くのかって？ そうだね、食物繊維は「腸の清掃係」と考えるといいね。人が食べ物を食べて消化管を通過する時間は個人差もあるが24〜72時間といわれている。そしてその大半は大腸を移動しているんだ。消化管内では多量の消化液が分泌されているのだけど、その水分を多孔質の食物繊維が吸収し、膨張することで便をやわらかくしてたくさんの量の排便につながるというわけ。そもそも食物繊維は体内の消化酵素で消化されにくく、そのまま排出される成分。消化されずに大腸に運ばれ、そこで重要な生理機能を果たしていることが、近年わ

食物繊維

水溶性食物繊維と不溶性食物繊維がタッグを組んで、一緒に働いてお掃除をしてくれる。

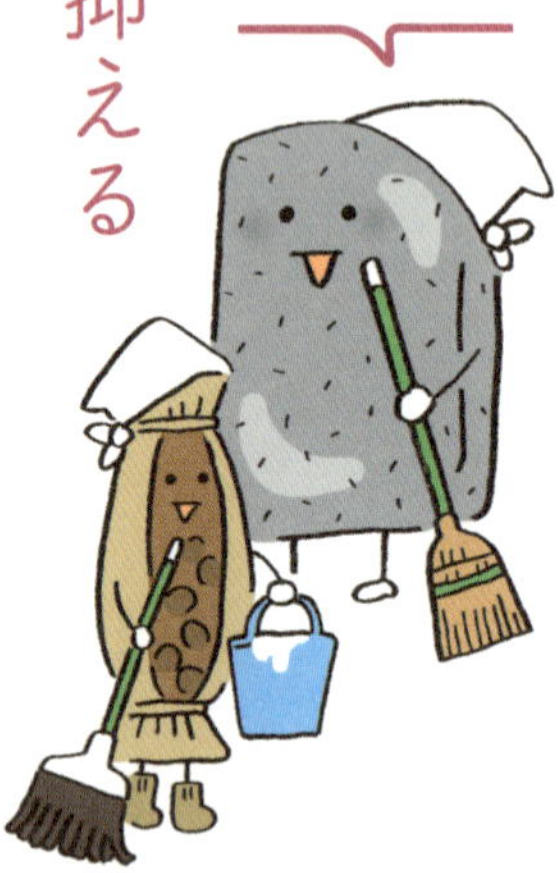

Check point

食物繊維＋糖質＝炭水化物

食品に表示されている栄養成分では「炭水化物」としている場合と、「糖質」「食物繊維」と分けて表示している場合があります。

かってきたんだね。

　便秘を予防、改善するということは腸内環境を整えるということになるし、ほかにも、食物繊維には血糖値の急激な上昇を抑える働き、コレステロールの吸収を抑制する働きもある。女性にとってうれしいのは肥満防止かな。食物繊維は水分でふくらんで、かさを増すので胃内での滞留時間が長くなる。だから満腹感が持続して食べ過ぎを防いでくれるんだよ。

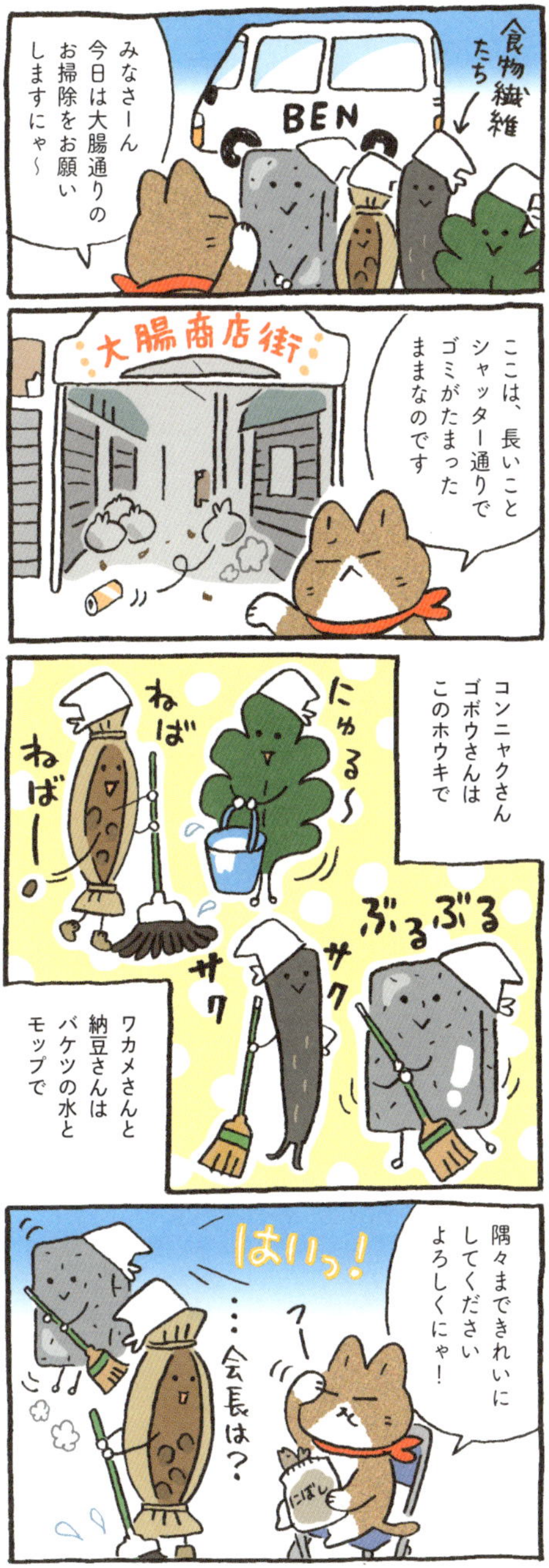

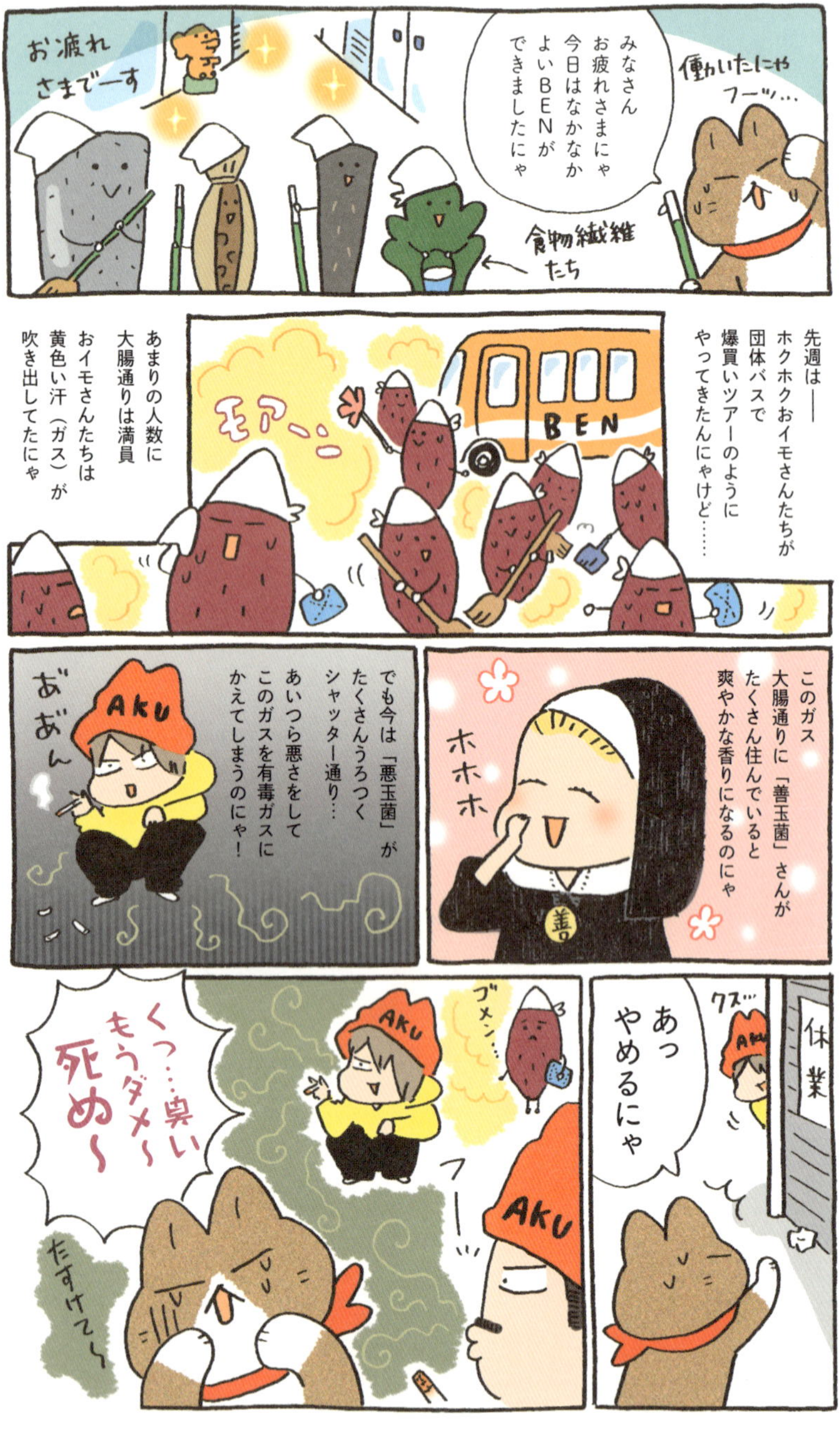
働いたにゃ
フーッ…
みなさん お疲れさまにゃ 今日はなかなか よいBENが できましたにゃ
食物繊維たち
お疲れさまでーす
先週は―― ホクホクおイモさんたちが 団体バスで 爆買いツアーのように やってきたんにゃけど……
BEN
モアーン
あまりの人数に 大腸通りは満員 おイモさんたちは 黄色い汗（ガス）が 吹き出してたにゃ
このガス 大腸通りに「善玉菌」さんが たくさん住んでいると 爽やかな香りになるのにゃ
ホホホ
善
でも今は「悪玉菌」が たくさんうろつく シャッター通り… あいつら悪さをして このガスを有毒ガスに かえてしまうのにゃ！
おぉん
AKU
休業
クズ…
あっ やめるにゃ
AKU
フー
ゴメン…
くっ…臭い もうダメ～ 死ぬ～
たすけて～

水溶性と不溶性

　食物繊維はさまざまな種類があって、それぞれ働きが異なる。でも、大きく分けると「水溶性食物繊維」と「不溶性食物繊維」の2種類があるんだな。名前からわかるとおり、水に溶ける食物繊維と溶けない食物繊維だ。どちらの食物繊維かで効能が違うからバランスよく摂ることが大切だよ。

　まずは「水溶性食物繊維」。ネバネバ、ヌルヌルとした粘性と水分保持力が強いことが特徴。果物や野菜に多く含まれるペクチン、コンブやワカメなどの海藻類に多く含まれるアルギン酸、コンニャクのグルコマンナン、大麦などのβ-グルカンなどが水溶性に分類される。腸にゴミがたまると発酵して毒素ができてしまうので肌荒れや病気の原因にもなりかねない。そのゴミを水溶性食物繊維がネバネバで包んで外に排出するんだ。食べ物が水溶性に包まれると、腸内を通るスピードが緩やかになる。糖質の消化吸収速度が遅くなり、急な血糖値の上昇を抑えてくれるからダイエットにもいいんだね。さらにコレステロールなどの余分な脂質を吸着して排出したり、腸内の粘膜を守って善玉菌を増やす効果も持っているよ。

　一方、「不溶性食物繊維」は大豆やゴボウなどのセルロース、ヘミセルロースなど。なにしろ、水に溶けにくいので胃や腸で水分を吸収して膨張。腸を刺激して便通を

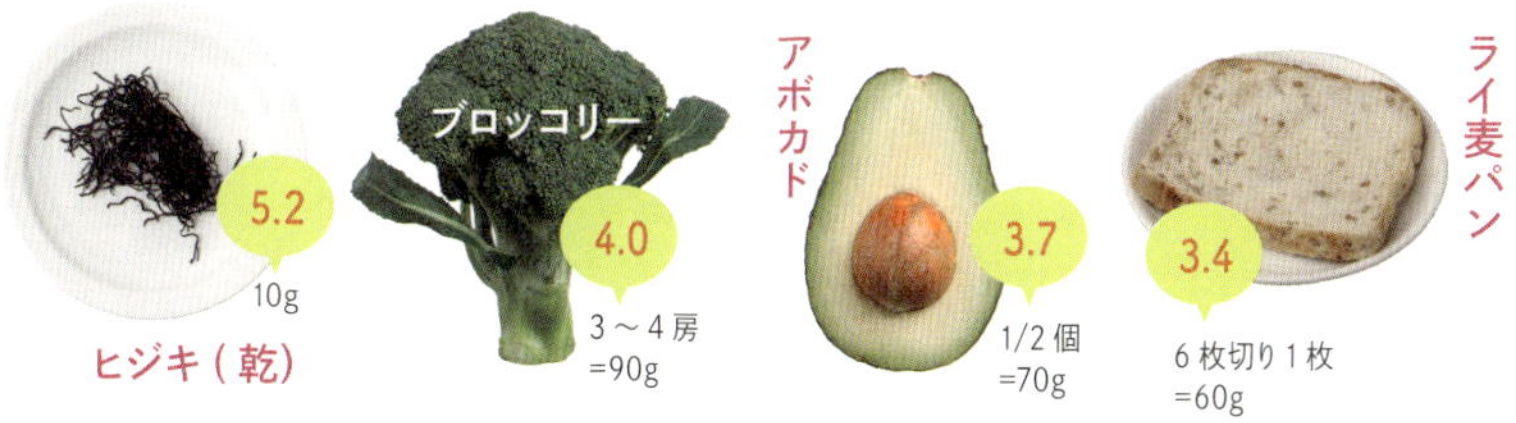

多く含む食品　1食あたりの含有量（g）

促進してくれる。サツマイモを食べるとオナラが出るだろ？ それも不溶性食物繊維の効果といえるんだね。不溶性の食べ物はゴボウなど繊維質の強い食べ物が大半なのでよく噛まなくちゃならない。それが食べ過ぎを防いで満腹感も得られることにもつながるんだ。

不足すると…

昔から〝快食快眠快便〟っていうよね？ 食物繊維が不足すると快便でなくなってしまう。腸に残ったゴミを早く体内から排出させることはとても大切なこと。そうしないと、生活習慣病やガンになるリスクが高くなるんだよ。

一日1回、バナナとかフランクフルトソーセージのような便が2本くらい出るのが快便だ。排便が3日以上ないと便秘といえるな。便秘症の人はコロコロしていたり、小さくポロポロとした便が多い。そんな人こそ食物繊維と水分をたっぷり摂ろう。軟便の場合は脂肪分の食べ過ぎに注意。下痢は暴飲暴食や別の原因でも起こるよ。色は大腸の通過時間によってかわるといわれている。短いほど黄色に近い。茶色までは健康便。黒色や赤色は病院へ行くべし！

腸内環境が整っているかどうかがわかる便チェックは大事だぞ。

健康な便のチェック表

便は健康状態を表すバロメーター。理想的な便は、黄色～オレンジ色。バナナ状または半練り状が健康な便といえます。

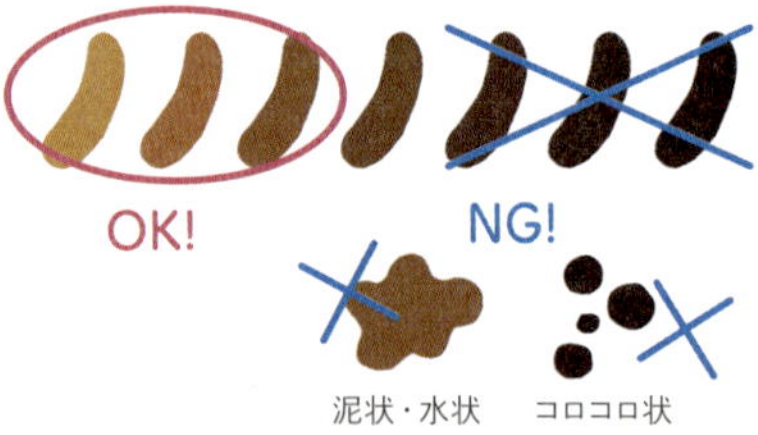

2章

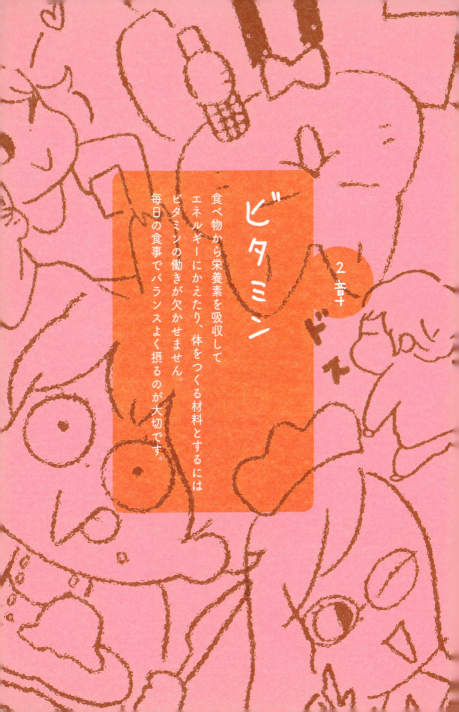

ビタミン

食べ物から栄養素を吸収して
エネルギーにかえたり、体をつくる材料とするには
ビタミンの働きが欠かせません。
毎日の食事でバランスよく摂るのが大切です。

Check point

微量栄養素とは？

三大栄養素に比べると、少ない摂取量で足りる栄養素です。有機化合物の微量栄養素をビタミン、無機化合物をミネラルといいます。

ビタミンって何？
少量でもないと大変なことに

「ビタミン」はタンパク質、脂質、炭水化物（糖質）、ミネラルと並ぶ、五大栄養素の一つ。ただし、ほかの栄養素と違ってエネルギーや体の組織をつくる成分にはほとんどならず、ほかの栄養素がスムーズに働くように**サポートする役割**を持っているんだ。そしてさまざまな生理機能の維持に努めたり、エネルギーや体組織をつくるための代謝に関わっているんだよ。三大栄養素の代謝をサポートするのがビタミンB_1、B_2、ナイアシンなど。血管、皮膚、骨などの健康維持に関わるのがビタミンA、D、B_2、B_6など。抗酸化作用を持つのがビタミンA、E、Cなどとなるよ。

「微量栄養素」といわれ、必要な量はわずかだけど、その量が満たされないと特有の欠乏症をおこしてしまうからあなどってはいけないよ。体内で合成されるものもあるけれど、それだけでは足りないから、**食品から摂取する必要がある**んだ。

栄養素として不可欠なビタミンの種類は13種で、大きく二つのグループに分けられるよ。一つは**「脂溶性ビタミン」**といって油に溶けやすく、熱に強いタイプ。ビ

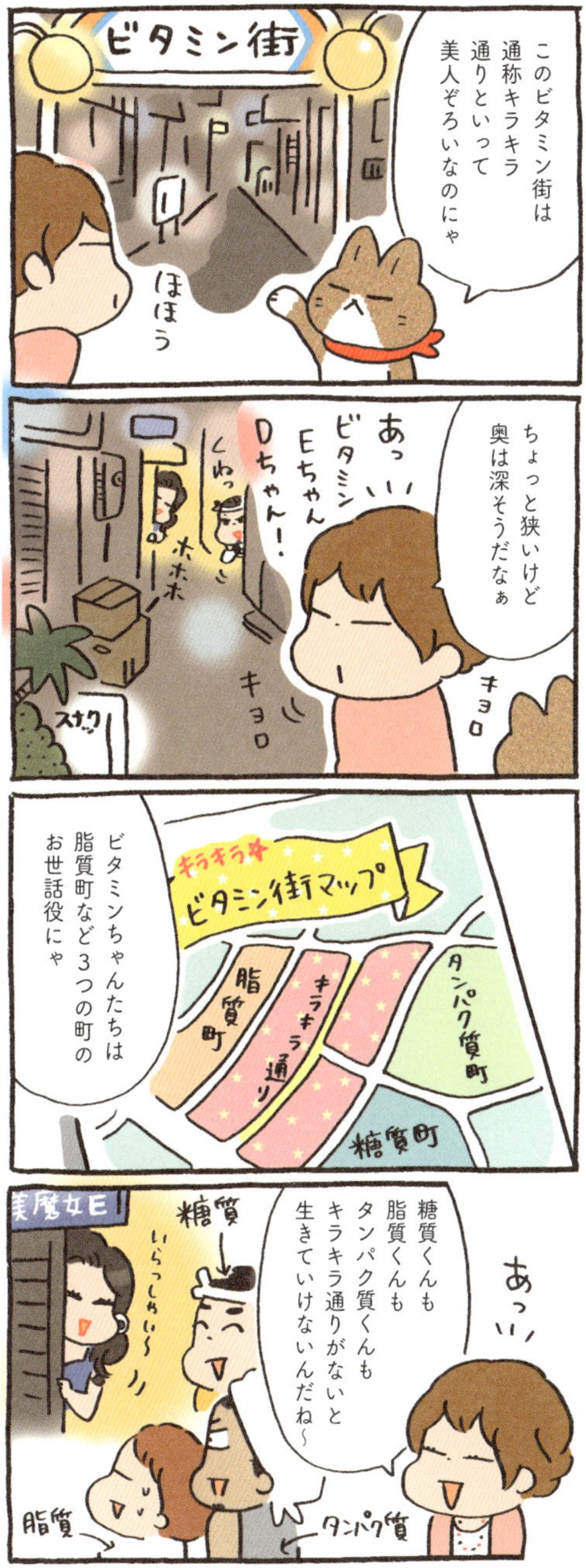

ビタミン街
このビタミン街は通称キラキラ通りといって美人ぞろいなのにゃ
ほほう
ちょっと狭いけど奥は深そうだなぁ
あっビタミンEちゃんDちゃん！
くねっ
ホホホ
キョロキョロ
スナック
ビタミンちゃんたちは脂質町など3つの町のお世話役にゃ
キラキラ☆
ビタミン街マップ
脂質町
キラキラ通り
タンパク質町
糖質町
美魔女E
糖質
いらっしゃ～い
糖質くんも脂質くんもタンパク質くんもキラキラ通りがないと生きていけないんだね～
あっ
脂質
タンパク質

タミンA、D、E、Kの4種だね。これらは摂り過ぎると肝臓などに蓄積されて過剰症を起こすことがあるから気をつけないといけないね。

そしてもう一つが「水溶性ビタミン」で、水に溶けやすく熱に弱いタイプ。ビタミンB群とビタミンCで9種あるよ。こちらはたくさん摂っても体のなかに貯蔵しておくことができず、必要分以外はそのつど排泄されてしまうよ。

ビタミンA
皮膚や目の健康に欠かせない

「ビタミンA」というと何を思い浮かべるかな？　ワシは大好物のウナギだな。昔から〝ウナギを食べると元気になる〟といわれるくらい栄養豊富な魚だけど、とくにビタミンAが多く含まれているよ。元気になるのはそのおかげかな。

ビタミンAは鼻や喉、肺などの粘膜の材料となり、ウイルスの侵入を防ぐ。よって、免疫力アップ、風邪予防、ガン予防につながるんだ。

常に新しいものにかわっている皮膚、髪の毛、爪などの細胞を活性化させているのもビタミンA。〝美しい肌〟を保つためには必要不可欠だね。

また、ビタミンAは「目のビタミン」といわれるくらい、目の機能に大きく影響するよ。網膜で光を感じる物質、ロドプシンをつくっているからなんだね。ロドプシンはレチナールとタンパク質でできているんだけど、レチナールはレチノール（ビタミンA）からつくられる物質なんだ。ビタミンAが不足してロドプシンが減少すると、暗い場所で目が見えにくくなる夜盲症（一般には鳥目ともいう）を引き

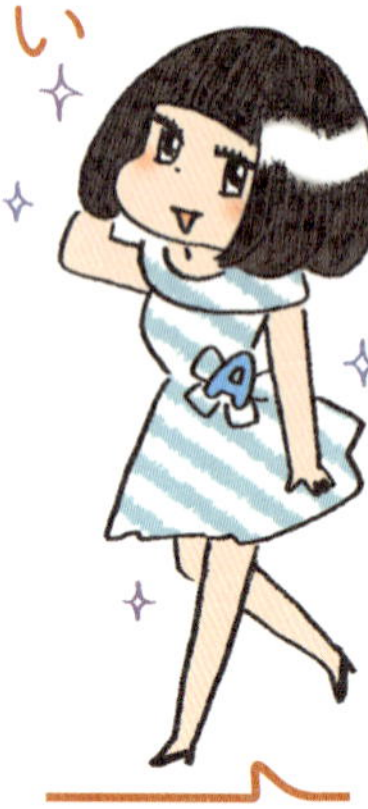

ビタミンA

美容が行き届いた、髪はサラサラお肌つるつるのキレイなお姉さん。脂質君が大好き。

ウナギのかば焼き

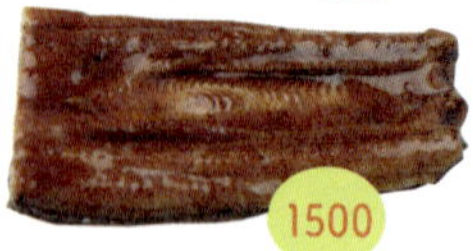

1500

1串＝100g

ギンダラ

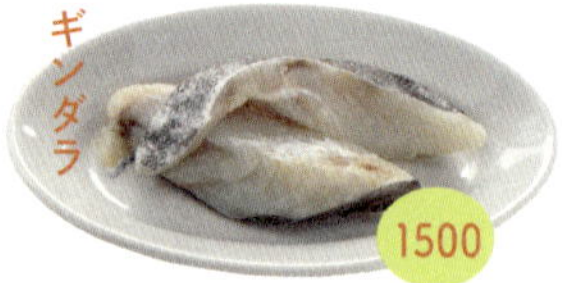

1500

1切れ＝100g

多く含む食品　1食あたりの含有量（μg）

起こすので気をつけたいね。

ところで、ビタミンAには動物性食品に多く含まれる「レチノール」と、体内で必要に応じてビタミンAにかわる「β-カロテン」があるんだよ。β-カロテンのような物質はプロビタミンAと呼ばれるα-カロテン、クリプトキサンチンなどのカロテノイド（詳細→P132）のこと。緑黄色野菜に多く含まれているよ。

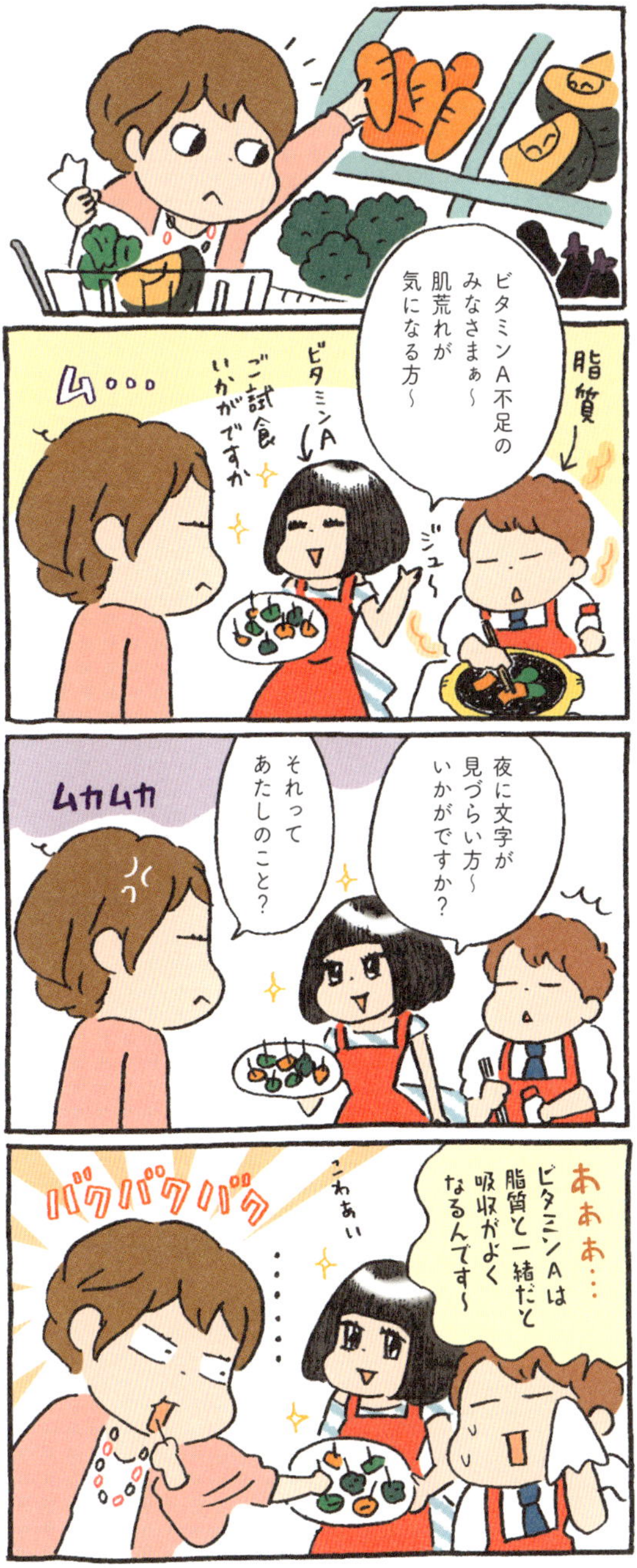
脂質
ビタミンA不足の みなさまぁ〜 肌荒れが 気になる方〜
ジュ〜
ビタミンA
ご試食 いかがですか
ム…
夜に文字が 見づらい方〜 いかがですか？
それって あたしのこと？
ムカムカ
あああ…
ビタミンAは 脂質と一緒だと 吸収がよく なるんです〜
こわあい
バクバクバク
……

油と一緒で吸収力UP！

ビタミンには水に溶けやすい「水溶性ビタミン」と、水に溶けず油脂に溶けやすい「脂溶性ビタミン」があるんだ。ビタミンAはビタミンD、E、Kと同じく、**脂溶性**だよ。そしてすでに話したように、ビタミンAにはレチノールとβ-カロテンがあるんだったよね。

「レチノール」は肉や魚の動物性食品、特にレバー（肝臓）や肝油に多く含まれている。一方「β-カロテン」は緑黄色野菜に多いので、ホウレン草、モロヘイヤ、カボチャ、ニンジンなどに多いということだね。いずれにせよ、ビタミンAを効率よく摂るには脂溶性であることを生かして、**油脂と一緒に摂る**といいんだぞ。**吸収力が高まる**ってわけだ。

加熱するなら油炒めがいいね。生で食べるならドレッシングやマヨネーズなど**油を含む調味料をかける**のがおすすめ。ゴマやアーモンドなどのナッツ類をまぶしてもいいね。たとえば、β-カロテンの多いニンジンを細切りにして、ゴマ油またはサラダ油で炒めるだけの沖縄料理〝ニンジンしりしりー〟。理にかなった料理だね。ツナや卵を加えてもいい。脂ののったウナギのかば焼きももちろんだけど、ビタミンAが豊富なのは肝の部分。肝の串焼きや肝すいを一緒に食べると栄養満点だ！

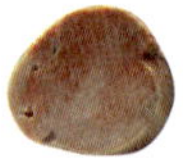
アンコウの肝
2490
1切れ＝30g

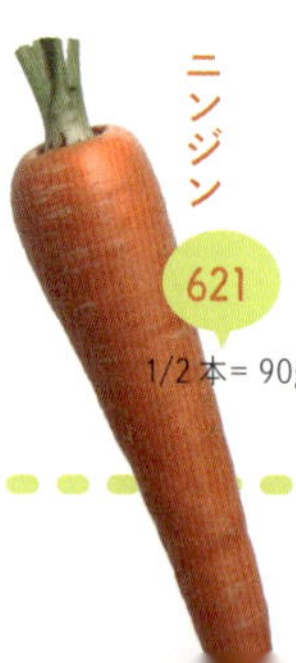
ニンジン
621
1/2本＝90g

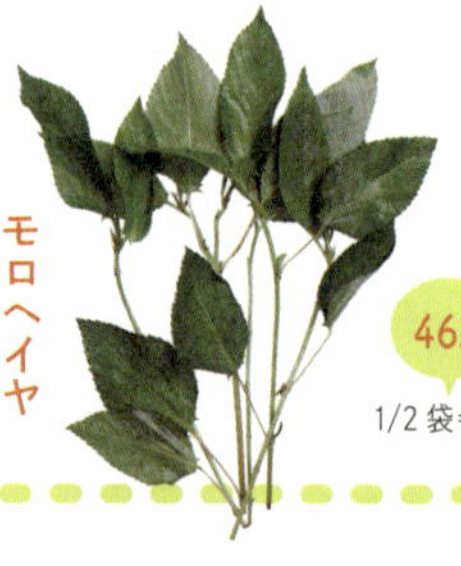
モロヘイヤ
462
1/2袋＝55g

摂り過ぎると…

ウナギの話をしていたら食べたくなってきたな……。ところで、〝妊婦はウナギを食べちゃダメ〟って聞いたことがあるかな？　結論から先にいうと、そんなことはない。ただし食べ過ぎは禁物。土用の丑の日に思いっきり食べたくらいではまったく問題なしだ。

あまり神経質になることはないが、なぜそんなことをいわれるかって？　脂溶性であるビタミンAはその90％が肝臓に貯蔵され、体外に排出されにくい。とくに動物性食品に含まれるレチノールは細胞の発生や分化に関わる物質だからな。妊娠初期に過剰摂取すると胎児が奇形、先天異常などを持って生まれてくる可能性が高くなるらしいんだ。でも、食べ物をふつうに食べるくらいはまったく問題ない。

食品よりも、気をつけなくてはいけないのがサプリメント。気軽に栄養補給ができると人気のサプリメントだが、ビタミンAは摂り過ぎると吐き気や頭痛、骨障害、肝臓に悪い影響を与えることもあるから、きちんと成分を確認しよう。

その点、β-カロテンはイコールビタミンAではなく、ビタミンAが少ないときだけ、体内でビタミンAにかわるという優れものだから、摂り過ぎるという心配はない。緑黄色野菜を毎日の食生活にどんどん加えたいものだな。

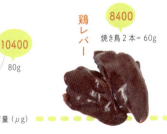

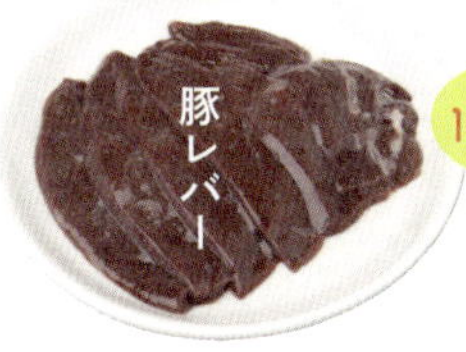

多く含む食品　1食あたりの含有量（μg）

ビタミンD

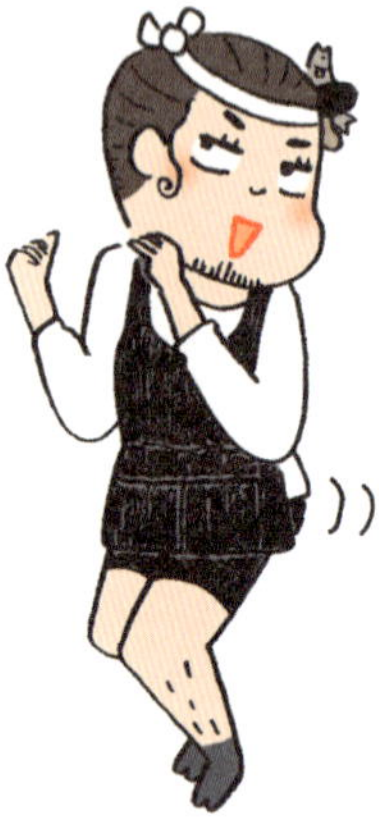

ビタミンD
日光が大好きなお兄（姉）さん。カルシウム君も大好きで人力車でお手伝いをしている。

骨を強くするビタミン

「ビタミンD」はビタミンA、E、Kと同じ「脂溶性ビタミン」の部類に入るよ。食品から摂取するビタミンDにはキノコ類に含まれるD_2と、魚類、卵などの動物性食品に含まれるD_3がある。もともとビタミンDにはD_2～D_7の6種類があるんだが、人間にとって重要なビタミンDは、このD_2とD_3だといわれているよ。

また、ビタミンDは日光に当たることでつくることができるという珍しいビタミンでもある。それについてはあとで話すとして、ビタミンDはどんな栄養素かって？

そうだな、骨の材料となるカルシウムのサポート役かな。食べ物からカルシウムが吸収されやすくなるように助けたり、骨や歯に届けたりしているんだ。筋肉を動かすときや正常に心臓を動かすために働くカルシウムは常に血液に乗って体中を巡っているわけだが、その血液にカルシウムが少なくなったときには、ビタミンDが骨からカルシウムを溶かして血液に届けているんだよ。

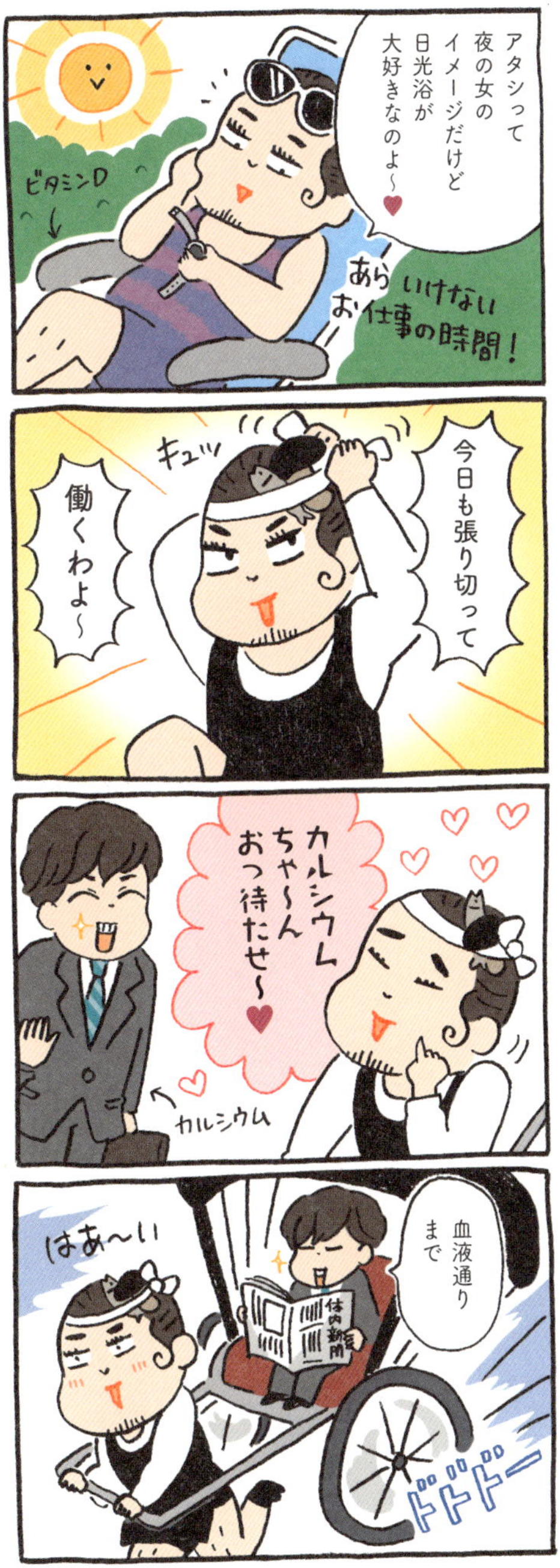
アタシって夜の女のイメージだけど日光浴が大好きなのよ〜♥
ビタミンD
あら いけない お仕事の時間！
今日も張り切って
働くわよ〜
キュッ
カルシウムちゃ〜ん おっ待たせ〜♥
カルシウム
血液通りまで
はあ〜い
体内新聞
ドドドー

そういうわけで、ビタミンDの不足は骨の成長に大きな影響を与えるよ。背骨や足の骨が曲がったり、X脚やO脚になったり、骨粗鬆症、虫歯にもかかりやすくなってしまうよ。妊婦さんは自分のカルシウムを赤ちゃんに与えるため、不足になりがちだから意識的に摂るようにしたいものだな。効率よく摂りたいならビタミンDを多く含む食品とカルシウムを多く含む食品を一緒に食べること。また、脂溶性なので油で調理したいね。良質のオイルをかけた魚のカルパッチョにするのもいいなあ。

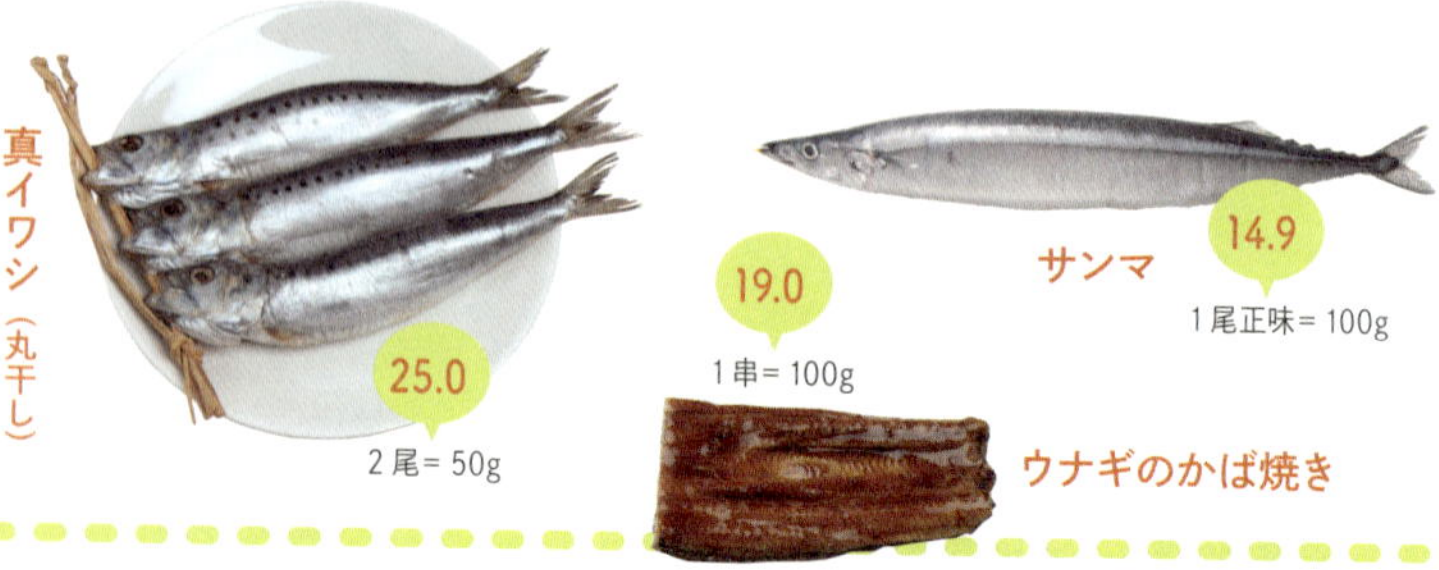
真イワシ（丸干し）
25.0
2尾＝50g
19.0
1串＝100g
ウナギのかば焼き
サンマ
14.9
1尾正味＝100g

日光でも合成される

ビタミンDは食品から摂取するだけでなく、体内でつくり出すことができるビタミンなんだ。どうやってできるかって？　それは**直射日光を浴びる**こと。

近ごろは外で元気に遊びまわる子どもたちを見かけなくなった。遊び場が減っていることもあるが、ゲームなど室内で過ごすことが多くなったからかな。それに若い女性はとくに、紫外線を極度に恐れている。浴び続けるといいことはないんだが、一日に10～20分ほど散歩したり、ひなたぼっこをしたりするのは必要なんだよ。**ストレス解消**にもなるぞ。

花粉症にも効く

ビタミンDは骨や歯を強くするだけでなく、ほかにも効能がいっぱいありそうだ。たとえば、春先の花粉症。鼻水、鼻づまり、くしゃみ、目のかゆみで辛い人も多いな。近年はこの花粉症などの**アレルギー各種にビタミンDが効く**という報告があがっているよ。日光に当たることの多い人はそれだけビタミンDの血中濃度が高いわけだから、花粉症の人が少ないともいわれているんだ。

多く含む食品　1食あたりの含有量（μg）

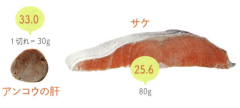

サケ

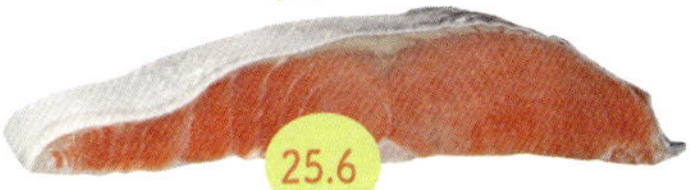

25.6

80g

33.0

1切れ＝30g

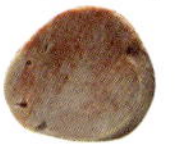

アンコウの肝

摂り過ぎると…　サプリメントなどで多量の摂取を長期間続けると、高カルシウム血症、腎障害、軟組織（関節や腱など）の石灰化が起こります。乳児が多量のビタミンDを摂ると、成長が遅れる恐れがあります。

また、ビタミンDは免疫力を強化する可能性が高く、**風邪予防やガン予防**にもいい。さらに血中ビタミンDの濃度が高いほど、低い人に比べて糖尿病発症のリスクが少ないという報告もあるんだな。

ただし、ビタミンDが体内で必要以上に多くなってしまうと、血管や心臓、肺などにカルシウムが溜まり、腎臓にトラブルが起きやすくなる。サプリメントで補う場合は**量が多くならないように要注意！**

そもそも骨って？

生まれたばかりの赤ちゃんの骨の数は約305個。骨は毎日、絶えず変化していて、成長するにつれて離れていた骨がくっつく場合もあるので、大人は200〜206個の骨があるといわれているんだぞ。それらの骨で体を支えたり、内臓を守ったり、カルシウムを貯蔵したり、血液をつくったりしているんだよ。

ちなみに猫の骨は約230個で永久歯は30本。人間よりこんなに小さいのに骨の数は猫のほうが多いんだな。どんな所でも縦横無尽に走り回ることができるすばしっこさは、そのおかげなんだ。そろそろ若いとはいえなくなったワシの動きは、だいぶ鈍くなっているがな！

ビタミンE

活性酸素から美と健康を守る

「ビタミンE」は〝若返りビタミン〟〝アンチエイジングビタミン〟といわれているんだよ。そもそも老化の原因は「活性酸素」。なんとなく体によくない物質として耳にしたことがあるんじゃないかな？　文字の通りに考えると〝活発な酸素〟、つまり酸化させる力が強い物質なんだね。この活性酸素が細胞を攻撃すると、細胞膜の脂質が酸化して過酸化脂質となり、臓器や皮膚などの老化の原因になるんだね。年をとると血中の過酸化脂質の量が増加するといわれている。過酸化脂質は腎臓から排泄されずに体に蓄積していくから気をつけないといけないんだよ。

〝酸化〟といわれてもピンとこなかったら〝金属のサビ〟を想像してみるといいね。あのサビも酸化によって起こる現象だよ。ピッカピカの金属だって酸化するとボロボロになって汚くなってしまうんだ。人間の体も酸化してサビてしまうと、シミやシワといった見た目の老化だけでなく、体の内側、内臓の老化にもつながるんだね。血管がサビてしまうと血液の流れが悪くなって頭痛、肩こりなどを引き起こすだけ

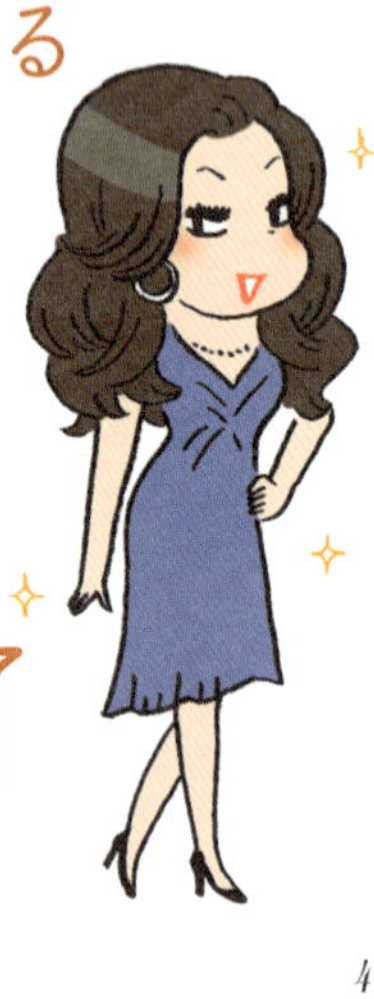

ビタミンE
年齢不詳の美魔女。ビタミンAとCと一緒に美容のために働く。

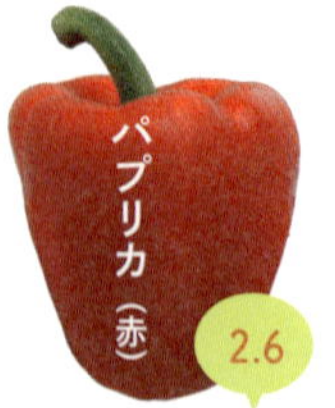
パプリカ（赤）
2.6
1/2個 =60g

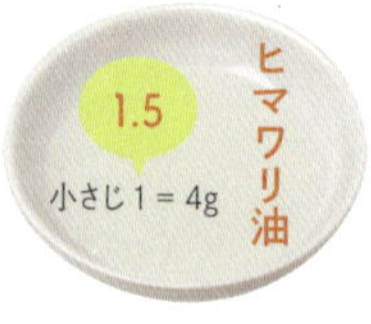
ヒマワリ油
1.5
小さじ1 = 4g

でなく、動脈硬化の原因にもなってしまうよ。

そこで、ビタミンEの登場だ。ビタミンEは「脂溶性ビタミン」として細胞膜に存在し、活性酸素の攻撃から細胞膜を守る働きをしてくれるんだよ。でも、体内では生成されないので食品から摂ることが大切になってくるね。

女性にとって大切なビタミン

ビタミンEは活性酸素の働きを抑えて老化のスピードを緩め、サビにくい体をつくるのに必要なんだね。とくに女性にはありがたい効能がたくさんある。

まず、女性ホルモンの生成を助けて生殖機能を保護する働きだ。生理不順や生理痛の改善、不妊にも効果があるといわれているよ。

いつまでも若々しく、見た目年齢マイナス5歳、いや10歳も叶えられるかもしれないのが、ビタミンEの抗酸化作用。細胞の酸化を防いでくれるから、肌の代謝を促し、シミ予防にもなる。髪の毛の乾燥も防いで、肌同様に色ツヤがよくなるよ。

また、女性には冷え症の人も多いよね。ビタミンEには血行をよくする働きもあるから、血液が指先まで回って、冷え症改善にもつながる。若いうちからビタミンEを摂るように心がけていると、いいことだらけだね。

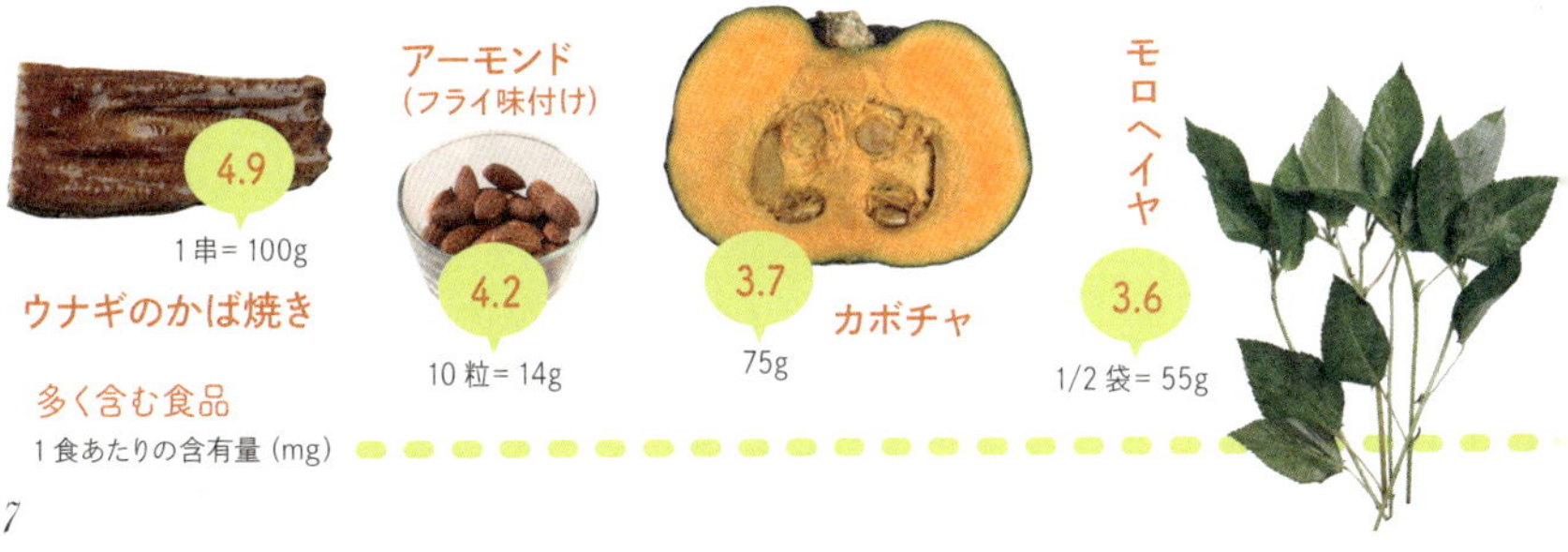

4.9
1串＝100g
ウナギのかば焼き
アーモンド
（フライ味付け）
4.2
10粒＝14g
3.7
75g
カボチャ
モロヘイヤ
3.6
1/2袋＝55g

多く含む食品
1食あたりの含有量（mg）

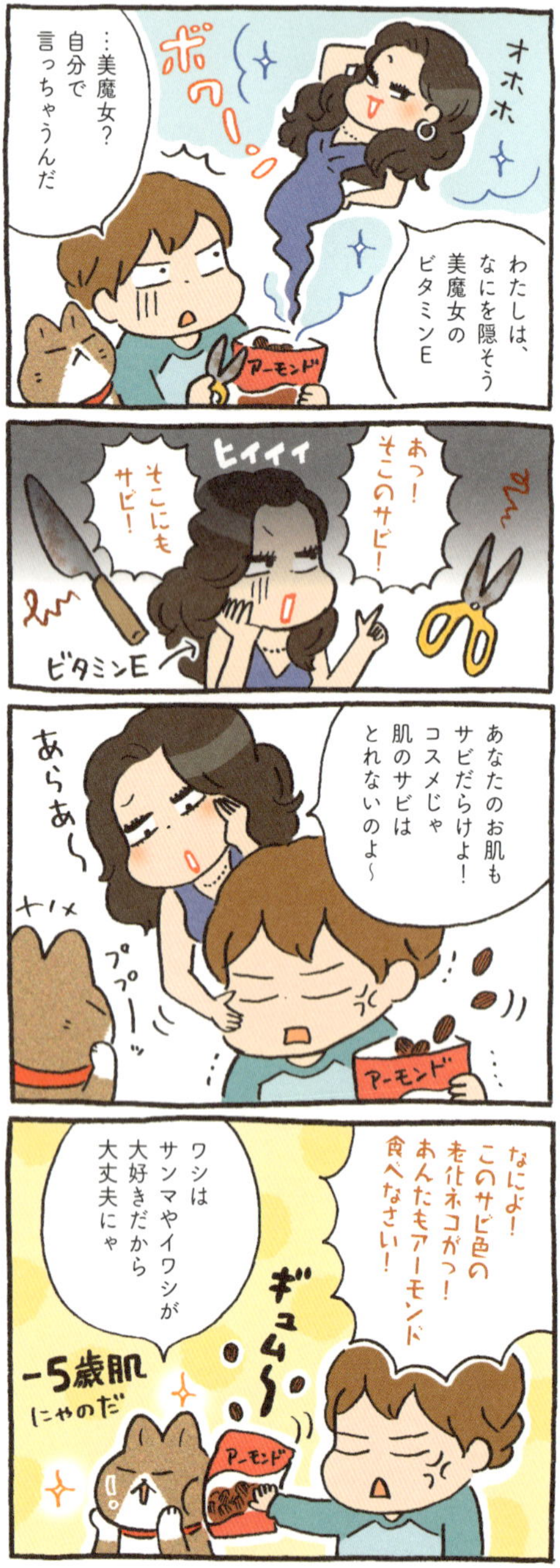
オホホ
ボワ〜ン
わたしは、なにを隠そう美魔女のビタミンE
…美魔女？ 自分で言っちゃうんだ
アーモンド
ヒイイイ
あっ！ そこのサビ！
そこにもサビ！
ビタミンE
あなたのお肌もサビだらけよ！ コスメじゃ肌のサビはとれないのよ〜
あらあ〜
ヤレヤレ
ププー…ッ
アーモンド
なによ！ このサビ色の老化ネコがっ！ あんたもアーモンド食べなさい！
ワシはサンマやイワシが大好きだから大丈夫にゃ
ギュム〜
−5歳肌にゃのだ
アーモンド

油と一緒で吸収力UP

ビタミンEはビタミンA、D、Kと同じく「**脂溶性ビタミン**」なので、油脂と一緒に摂取すると吸収力が高くなるよ。熱や酸に強く、炒めても成分は損なわれないんだ。同じく抗酸化作用の高い**ビタミンAやCと一緒に摂るのも上手な摂り方**といえるな。

「とりあえず、ビタミンEを手軽に摂りたい！」というなら、おすすめは**アーモンド**。持ち歩けるから、おやつがわりに食べるといいね。できれば塩けが少なめのオーガニックのアーモンドを選ぼう。**オリーブオイル**もいいぞ。サラダや、魚料理など、ちょこっとかけるようにしてみよう。これも、できれば品質のよいエクストラバージンオリーブオイルがいいね。

体に効く食品の組み合わせ

抗酸化力の高いビタミンEは、組み合わせによってさらに効果アップ。おいしくて、体にうれしい組み合わせを紹介します。

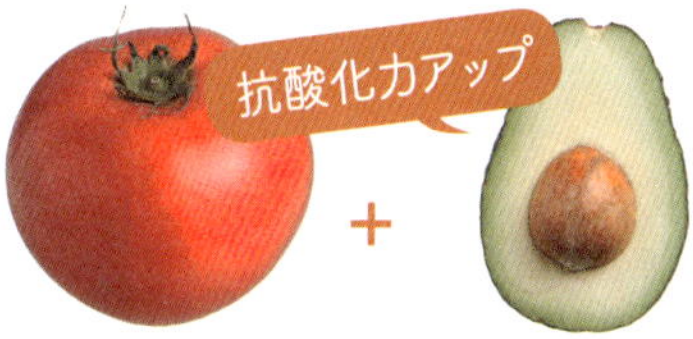
抗酸化力アップ
+

トマト（リコピン）　アボカド（ビタミンE）

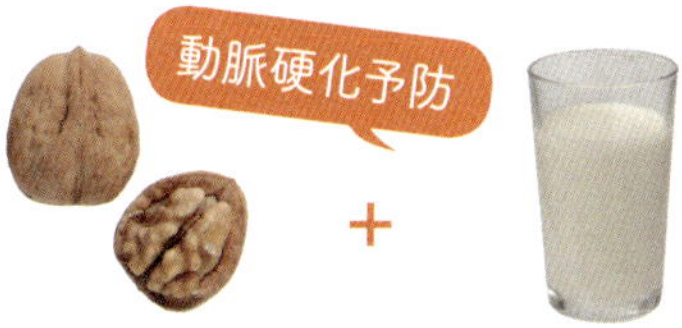
動脈硬化予防
+

クルミ（ビタミンE）　豆乳（タンパク質）

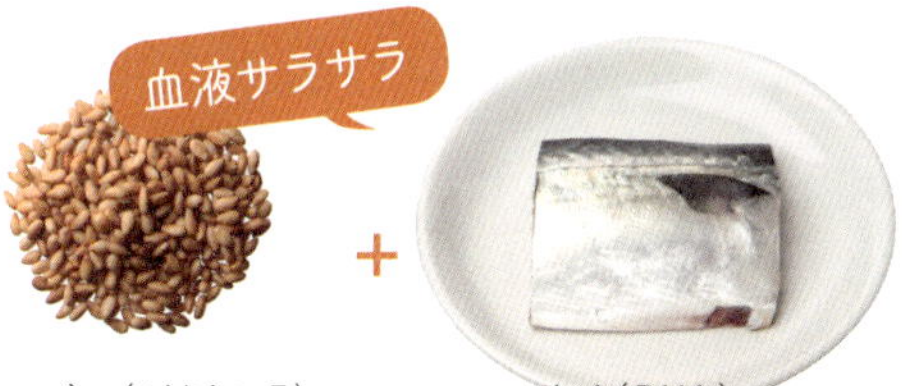
血液サラサラ
+

ゴマ（ビタミンE）　サバ（DHA）

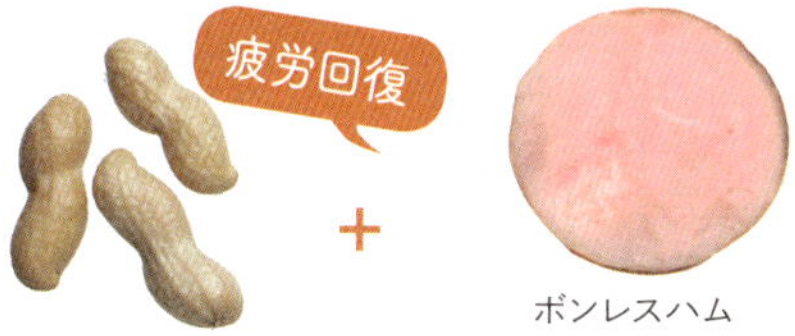
疲労回復
+

ピーナッツ（ビタミンE）　ボンレスハム（ビタミンB_1）

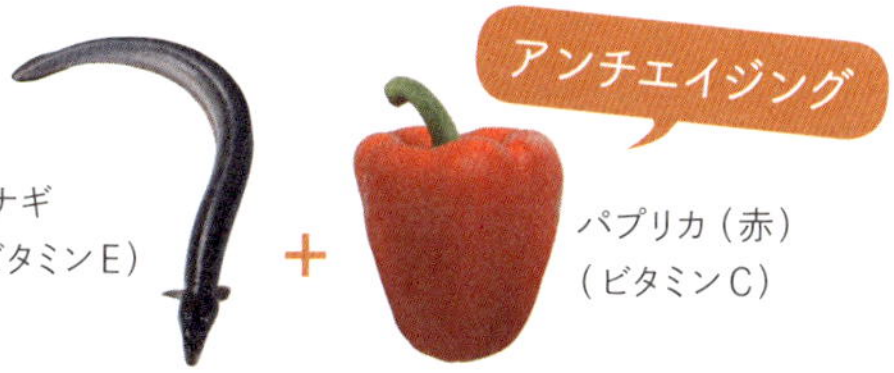
アンチエイジング
+

ウナギ（ビタミンE）　パプリカ（赤）（ビタミンC）

ビタミンK

血液の凝固や丈夫な骨に

多く含む食品 1食あたりの含有量（μg）

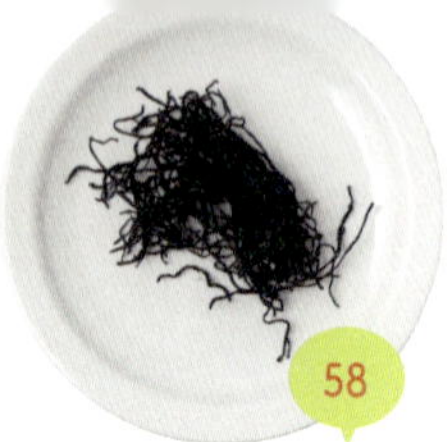

ヒジキ（乾）
58
10g

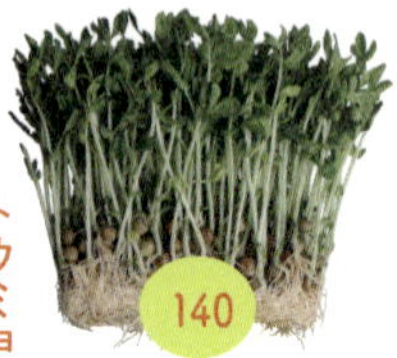

トウミョウ
140
1/2パック＝50g

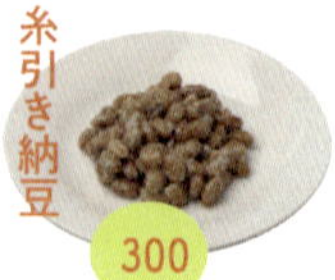

糸引き納豆
300
1パック＝50g

「ビタミンK」は“血液”と“骨”に必要不可欠なビタミンだよ。

出血したときに血を止める働きをするため、“止血ビタミン”とも呼ばれているんだ。血液を固めて止血させるための因子を活性化させるんだね。ビタミンKが不足すると出血が止まりにくくなったり、鼻血が出やすくなったりするよ。

また、骨のタンパク質を活性化させて、骨の材料となるカルシウムをしっかり取り込む手助けをしてくれるよ。不足すると、せっかく食べ物から吸収されたカルシウムが骨から血液に溶けてしまうんだ。虫歯や骨折をしやすくなったり、骨粗鬆症になったりするので気をつけよう。

ただ、ビタミンKは食品から摂取するほかに、腸内細菌によっても合成されるので、それほど心配することはないね。でも、ビタミンKは胎盤を通過しにくく、また母乳中の含有量が少ないんだ。おまけに乳児は腸内細菌が少ないため、ビタミンKが生成されにくいので、新生児にはビタミンKの経口投与が行われているよ。

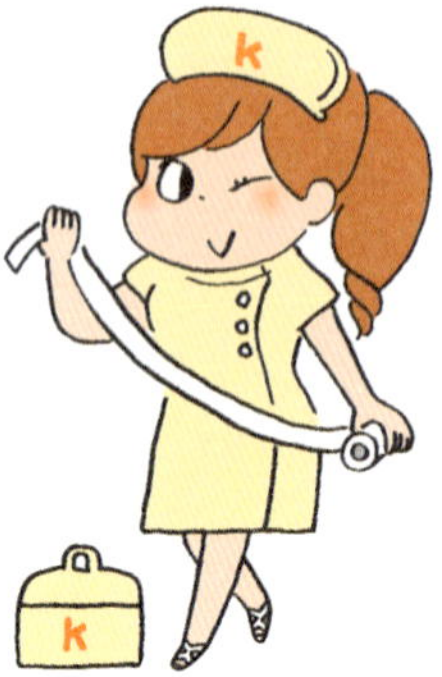

ビタミンK
コンブ・ワカメの救急セットを持った看護師さん。止血の手当が得意。

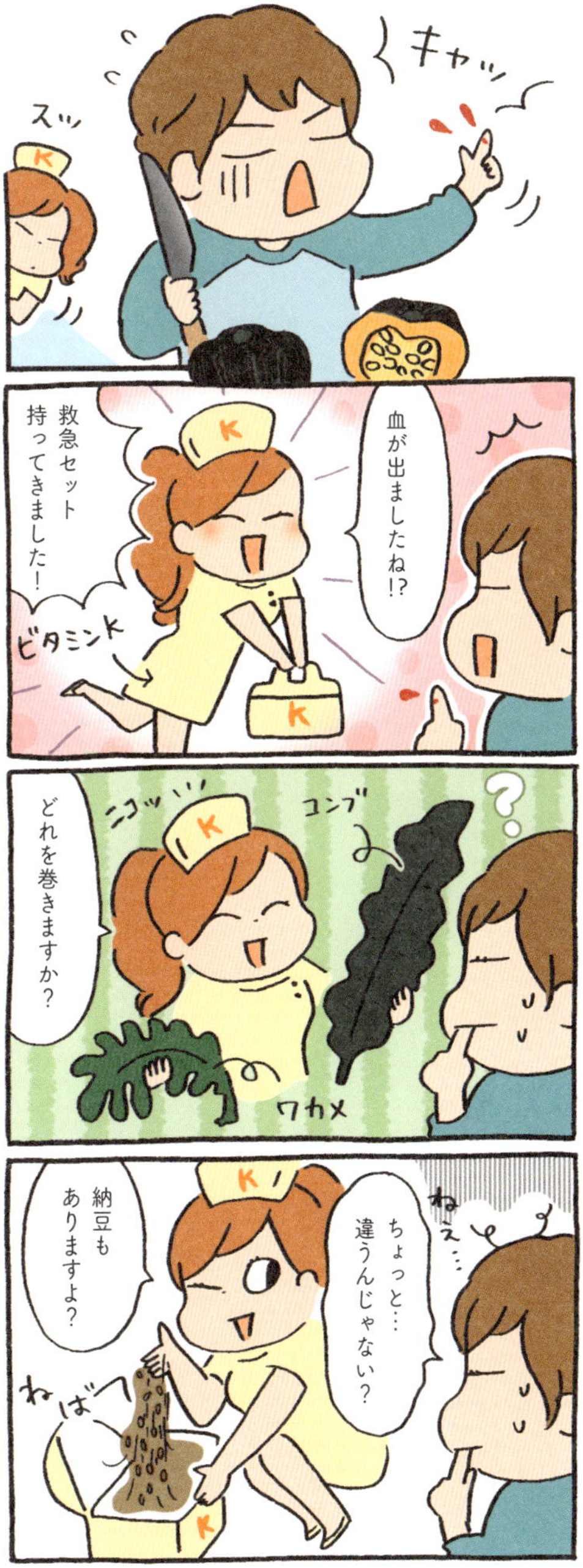

キャッ
スッ
血が出ましたね!?
救急セット持ってきました!
ビタミンK
コンブ
ニコッ
どれを巻きますか?
ワカメ
ねぇ…
ちょっと…違うんじゃない?
納豆もありますよ?
ねばっ

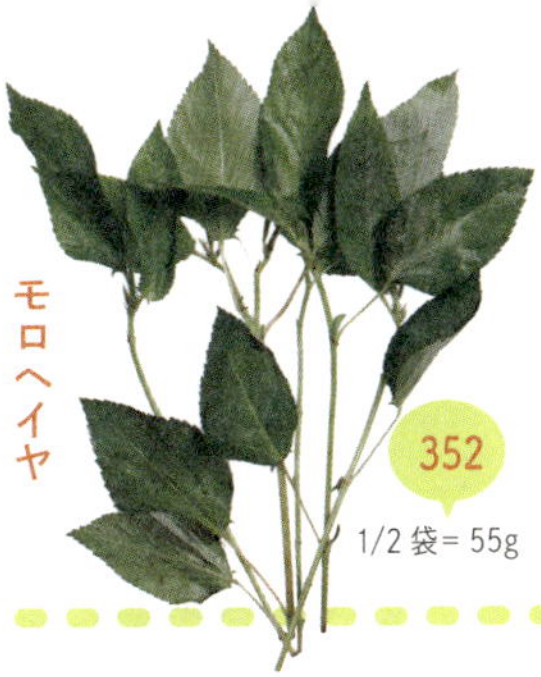

モロヘイヤ

352

1/2袋=55g

食べ物でいうと、モロヘイヤや小松菜、ホウレン草などの青菜に多く含まれているよ。ヒジキやコンブ、ワカメなどの海藻類や納豆に代表される発酵食品、肉や乳製品などにも多いね。ビタミンA、D、Eと同じく「脂溶性ビタミン」なので**油脂と一緒に摂る**といい。**腸内細菌で合成される**ので、**腸内環境を整えて**おくことも大事だね。食事から摂り過ぎるということはないのだけれど、サプリメントなどでの摂り過ぎは貧血や血圧低下が起こることがあるので注意しよう。

ビタミンB群って何？

助け合いながら働く

ビタミンAをビタミンA群、ビタミンCをビタミンC群とはいわないよね？

「ビタミンB群」というからには一つじゃない感じ？　ピンポン！　ビタミンB群は「ビタミンB_1」「ビタミンB_2」「ナイアシン」「ビタミンB_6」「ビタミンB_{12}」「パントテン酸」「ビオチン」「葉酸」の計8種類のビタミンのことをいうよ。

ビタミンB_1をお父さん、ビタミンB_2をお母さん、そして三男三女の賑やかな8人家族と考えるとわかりやすいかな。

この家族は人間が生きていくために欠かせないエネルギーをつくる栄養素たちなのだが、一人だけでは効果を発揮しにくいときてる。家族みんなでお互いを助け合いながら働くといいんだね。そのため、これらビタミンB群は一緒に摂取することが望ましいんだよ。

みんなの性格を知って、ケンカはなるべく避け、仲よく協力しあいながら幸せ家族にならないとな。

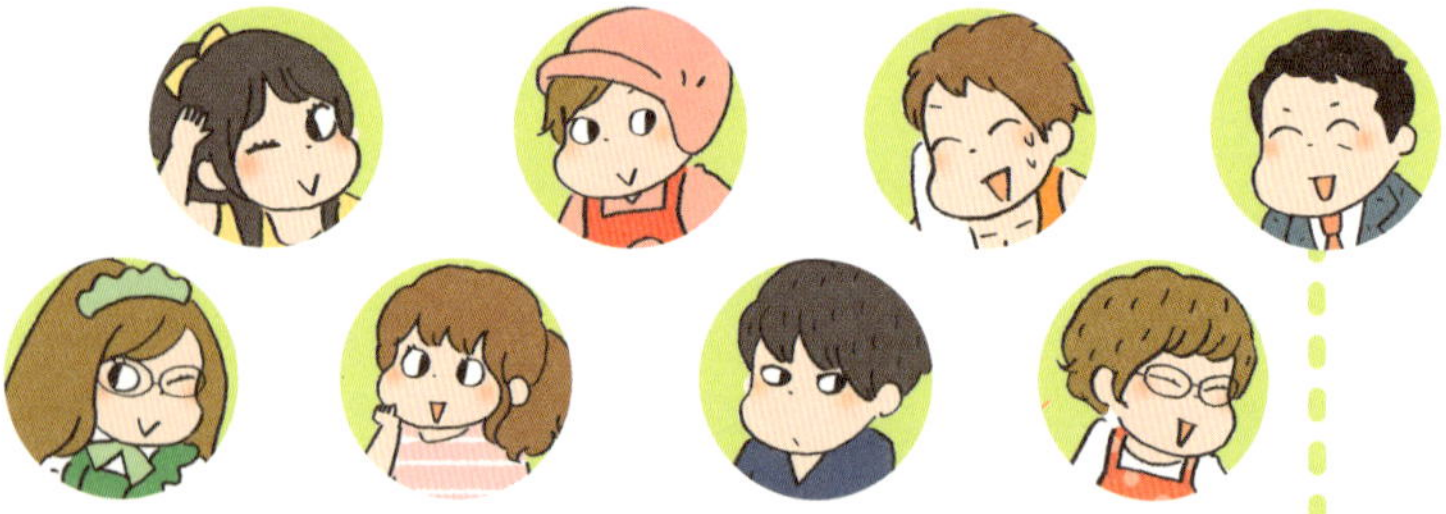

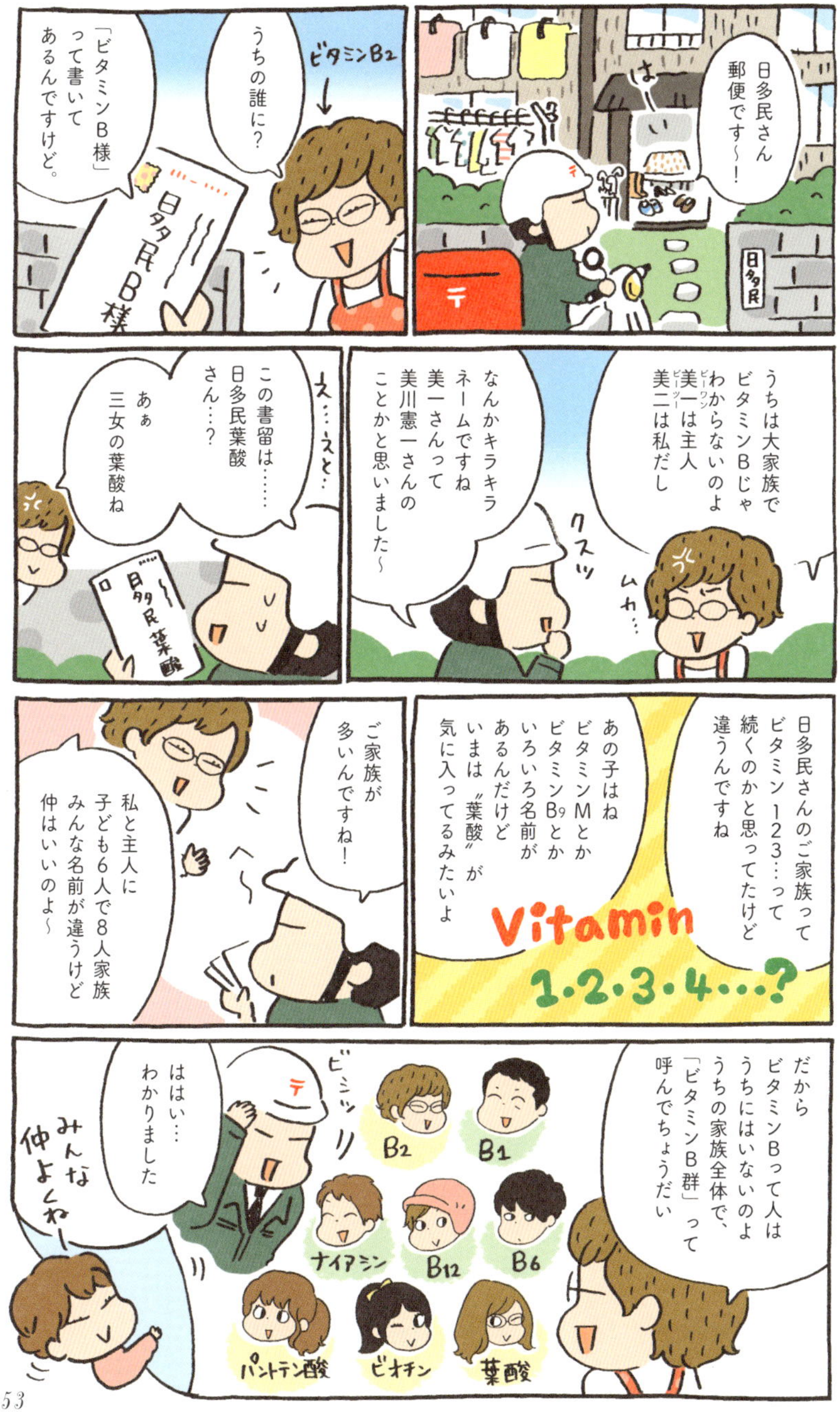
日多民さん
郵便です〜！
はーい
ビタミンB_2
うちの誰に？
「ビタミンB様」って書いてあるんですけど。
日多民B様
うちは大家族でビタミンBじゃわからないのよ
美一《ビーワン》は主人
美二《ビーツー》は私だし
クスッ
ムカ…
なんかキラキラネームですね
美一さんって美川憲一さんのことかと思いました〜
え…えと…
この書留は……日多民葉酸さん…？
あぁ
三女の葉酸ね
日多民葉酸
日多民さんのご家族ってビタミン１２３…って続くのかと思ってたけど違うんですね
あの子はねビタミンMとかビタミンB_9とかいろいろ名前があるんだけど
いまは〝葉酸〟が気に入ってるみたいよ
Vitamin
1・2・3・4…？
ご家族が多いんですね！
私と主人に子ども6人で8人家族
みんな名前が違うけど仲はいいのよ〜
だからビタミンBって人はうちにはいないのよ
うちの家族全体で、「ビタミンB群」って呼んでちょうだい
ビシッ
B_2
B_1
ナイアシン
B_{12}
B_6
パントテン酸
ビオチン
葉酸
ははい…
わかりました
みんな仲よくね〜

ビタミンB1

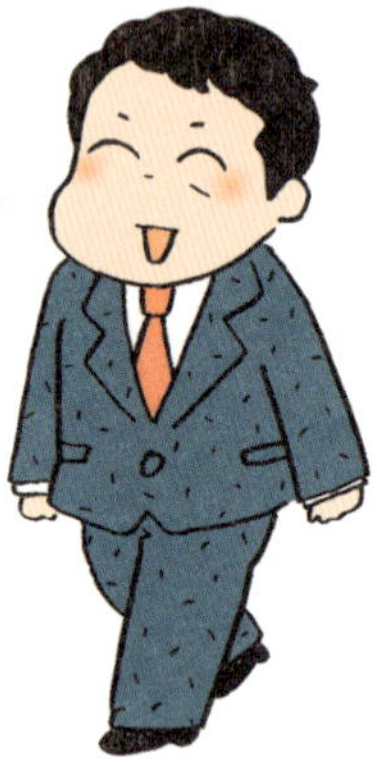

ビタミンB1
やさしく、おおらかな父。いなくなるとみんなの気持ちが不安定になる。乱子の疲労回復を手助けする。

糖質の代謝、疲労回復に働く

一家の大黒柱である「ビタミンB1」。その働きとしてはまず、疲れを回復させること。体は運動をすると乳酸という物質が溜まって疲れやだるさを感じる仕組みになっているのだけど、ビタミンB1はその乳酸を分解してエネルギーにかえる手助けをしているんだ。疲れたなあ、だるいなあと思ったときはビタミンB1不足ってことも多いといわれているよ。

それからもう一つの大事な仕事、それが糖質の代謝だよ。糖質をエネルギーにかえるために大忙しなんだね。糖質はきちんとかえていかないと、脂肪に姿をかえてしまうから気をつけないといけなかったよね。それにビタミンB1は糖質だけをエネルギー源にしている脳への影響も大きいんだよ。頭を使うときは糖質が必要なわけで、つまりはビタミンB1も絶対に必要だってこと。頭の回転をよくするためにも大切な栄養素なんだな。

ビタミンB1が多く含まれる食材といえば、豚肉。部位でいうと、ヒレがいちば

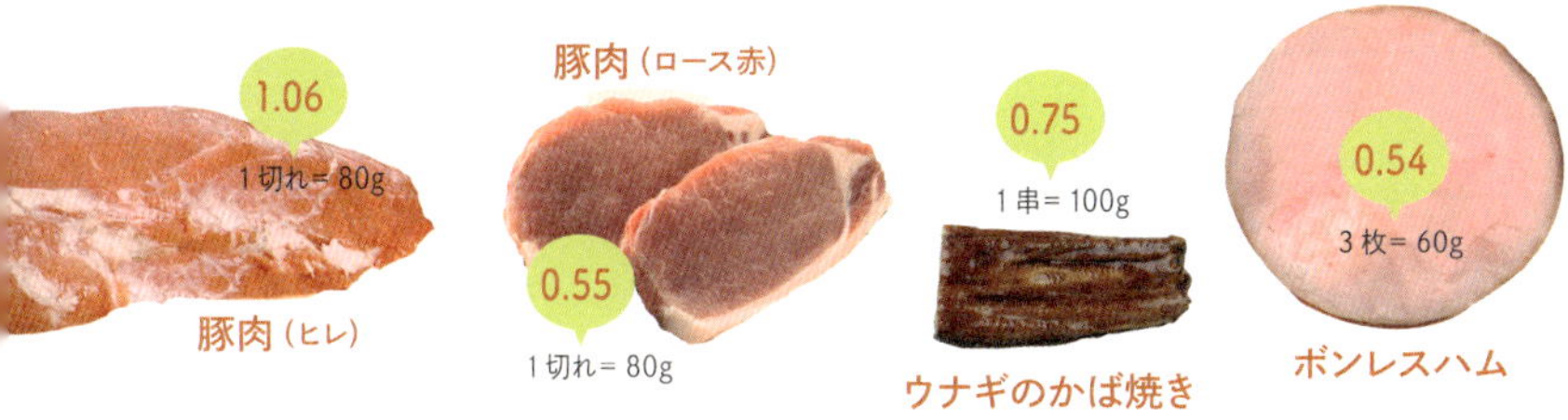
1.06
1切れ＝80g
豚肉（ヒレ）
豚肉（ロース赤）
0.55
1切れ＝80g
0.75
1串＝100g
ウナギのかば焼き
0.54
3枚＝60g
ボンレスハム

多く含む食品　1食あたりの含有量（mg）

ん多く、ロース肉、バラ肉と続くよ。ウナギのかば焼きも多いね。エネルギー補給をしたいときに、自然とビタミンB_1を含む食べ物を体が欲しているのかもしれないな。日本人の主食はご飯なわけだけど、ほとんどの人は精白米といって、ビタミンB_1が豊富なヌカを取り除いたものを食べるよね。精白米は洗い過ぎないようにすること、たまには胚芽米や玄米、麦ご飯にするのもおすすめじゃよ。

不足すると、イライラや、だるさの原因に

ビタミンB_1は糖質の代謝に関わるからね、不足すると糖質がうまくエネルギーにならないために、イライラやストレスを感じたり、食欲不振、疲れやすくなったりするんだよ。

さらに不足すると脚気《かっけ》になってしまい、心臓の機能が低下して足がむくんだり、神経に障害が起きて足がしびれたりするよ。重症になると死に至ることもある怖い病気なんだ。ビタミンB_1の含有量が少ない精白米を食べる東洋に多く、日本でも江戸〜大正時代にかけて、白米を多く食べる人を中心に広まったそうだ。現代は少ないとはいえ、インスタント食品や外食が増えてビタミンB_1の不足による脚気は報告されているぞ。病気でいうともう一つ、ウェルニッケ脳症を引き起こすことが

めし・玄米

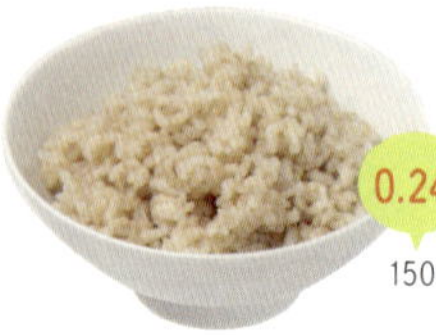

0.24
150 g

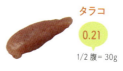

タラコ

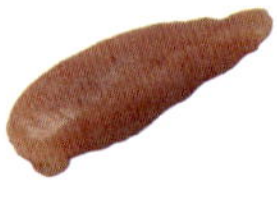

0.21
1/2 腹= 30g

多く含む食品 1食あたりの含有量 (mg)

あるんだ。眼球運動の麻痺、歩行運動の失調、意識障害を伴う病気だよ。

体内にほとんど貯蔵されることはないので、摂り過ぎて体に悪くなるということは心配する必要がないんだね。ただし、ほかのビタミンなどと同じく、サプリメントなどで大量摂取を続けると頭痛、イライラ、かゆみなどが副作用として出てくることがあるからな、十分に注意したいね。

スイーツ・お酒好きは積極的に摂取を

しつこいようだが、ビタミンB_1は糖質をエネルギーにかえる働きがあるんだったね。甘いお菓子、糖質を含む清涼飲料水、白米やパンが大好きな人は要注意。そういったものをたくさん食べるとビタミンB_1の必要量も多くなるわけだからね。どうしても不足しがちになるんだ。糖質をエネルギーにかえることばかりに使われて、疲労回復の分がなくなってしまうことになりかねないぞ。イライラして、ついまた甘いものを食べたくなるから、悪循環になるんだね。

さらにビタミンB_1はアルコールの代謝にも必要な栄養素だから、お酒好きな人も積極的に取り入れよう。肝臓の働きを活発にしてアセトアルデヒドを早く排出するので二日酔いにも効くぞ。

効率よく取り入れるにはビタミンB_1が水に溶けやすく、アルカリで分解される性質を持っていることを踏まえるべし。調理や加工時に煮汁やゆで汁に成分が溶け出すので味噌汁やスープにしたり、炒め物にするといいね。油脂にはビタミンB_1の消費を節約する働きがあるので、油料理はおすすめだ。それにニンニクとともに調理するとビタミンB_1の疲労回復作用が長持ちするといわれているよ。豚肉をニンニク、白菜キムチなどと一緒に炒めるなんてどうかな。

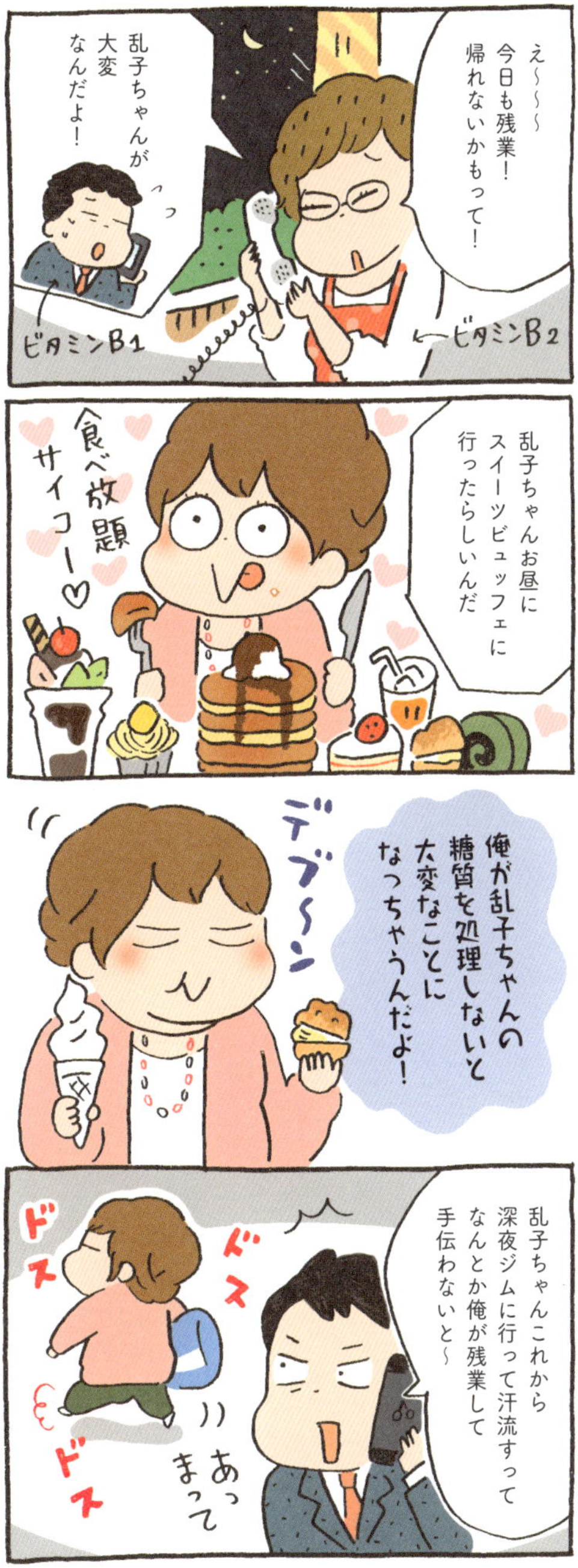
え〜〜〜 今日も残業！ 帰れないかもって！
乱子ちゃんが大変なんだよ！
ビタミンB1
ビタミンB2
乱子ちゃんお昼にスイーツビュッフェに行ったらしいんだ
食べ放題サイコー♡
デブ〜ン
俺が乱子ちゃんの糖質を処理しないと大変なことになっちゃうんだよ！
乱子ちゃんこれから深夜ジムに行って汗流すってなんとか俺が残業して手伝わないと〜
ドス
ドス
ドス
あっまって

ビタミンB_2

脂質の代謝を促すダイエットの味方

ビタミンB_1が一家の大黒柱なら、「ビタミンB_2」はみんなの成長をやさしく見守るお母さんだな。〝発育のビタミン〟とも呼ばれるくらい、全身の細胞の再生と成長を促進する働きがあるんだよ。爪や髪の毛が伸びるのもそう、子どもが大人へ成長していくのも、ビタミンB_2のおかげなんだね。

それから、ビタミンB_2には三大栄養素である糖質、タンパク質、脂質の代謝を促してエネルギーにかえる働きがあるんだ。なかでも脂質の代謝に不可欠といわれているよ。太るのを防ぐために重要なことは、脂肪を体に溜め込まないことだといわれているからね。ビタミンB_2はその脂肪を燃焼させてくれるってわけだ。さらにビタミンB_2はホルモンを生成する甲状腺の活性維持にも関わりがあって、不足するとホルモンバランスの乱れが起きて新陳代謝の乱れが生じる。冷え性や便秘、むくみを招いてやせにくい体質になるといわれているんだ。そんなわけでビタミンB_2は〝ダイエットの強い味方！〟なんだぞ。

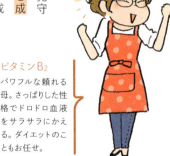

ビタミンB_2

パワフルな頼れる母。さっぱりした性格でドロドロ血液をサラサラにかえる。ダイエットのこともお任せ。

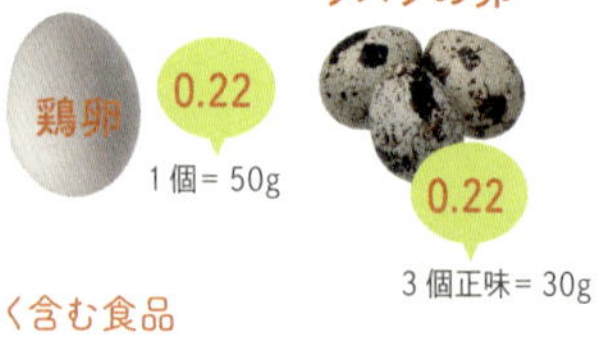
鶏卵
0.22
1個＝50g
ウズラの卵
0.22
3個正味＝30g

多く含む食品

1食あたりの含有量（mg）

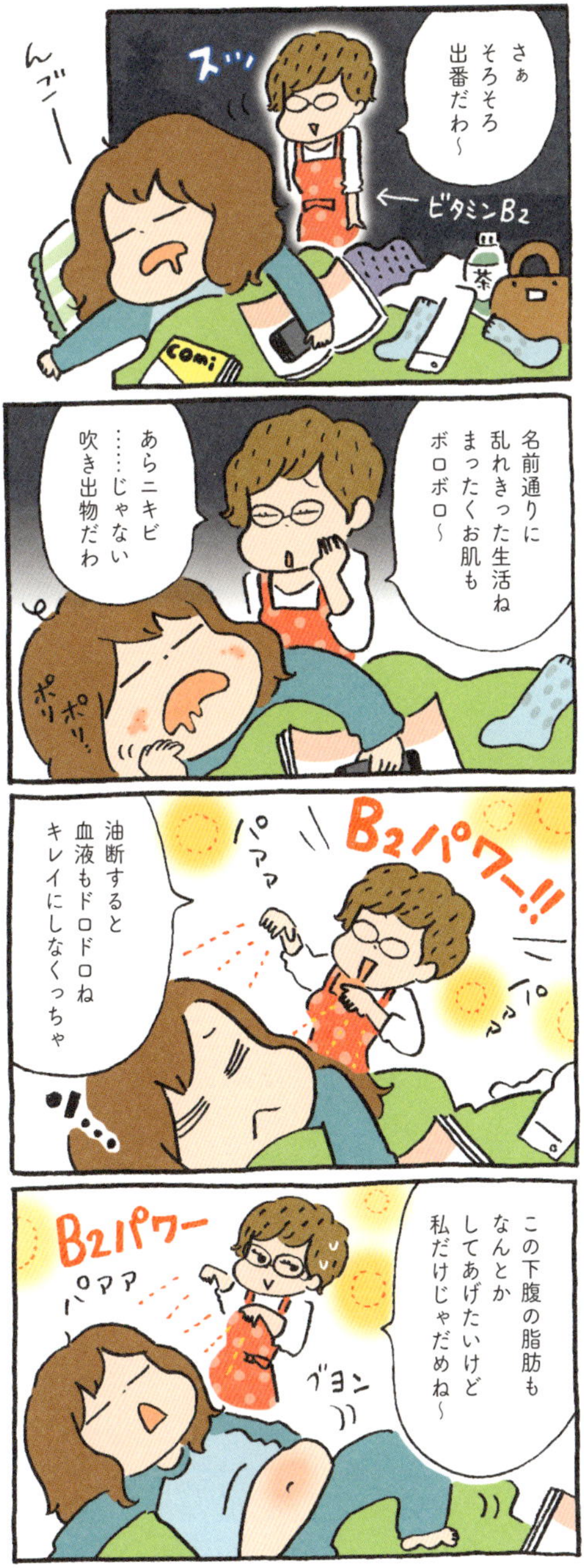
さぁ
そろそろ
出番だわ～
ズッ
← ビタミンB_2
茶
んゴー
comi
名前通りに
乱れきった生活ね
まったくお肌も
ボロボロ～
あらニキビ
……じゃない
吹き出物だわ
ポリ ポリ…
B_2パワー!!
パァァ
油断すると
血液もドロドロね
キレイにしなくっちゃ
パァァ
この下腹の脂肪も
なんとか
してあげたいけど
私だけじゃだめね～
B_2パワー
パァァ
ブヨン

ダイエット効果だけでなく、ビタミンB_2は酵素と一緒に働くことで動脈硬化など、過酸化脂質の増加が原因で起こる生活習慣病の予防にも効くと考えられているよ。脂質異常症（高脂血症）などを引き起こす血液ドロドロをサラサラにかえてくれるのもビタミンB_2だ。また、脂質の代謝だけでなく、糖質の代謝を促進する働きもあるので、糖尿病の改善や予防にもなるそうだぞ。

美肌にも役立つ

ビタミンB_2は細胞の再生にも関係するのだったね。皮膚や粘膜の健康維持にも役立っているんだ。

皮膚に関する言葉で〝ターンオーバー〟というのは聞いたことがあるかな。簡単にいうと、肌の生まれかわりってことだね。例えば、なんらかの原因で皮膚に傷をつけてしまっても、しばらくするとカサブタができて、また少し経つとそのカサブタがはがれ落ち、元の肌に戻るだろう？ ターンオーバーの周期は体のどの部分かによって、また年齢によっても異なるんだが、この周期をできるだけ正常に保つことが、みんながうらやむ美肌につながるってわけだ。

ビタミンB_2が不足するとターンオーバーの周期が乱れて、肌のトラブルが起こりやすくなるんだよ。肌が脂っぽくなってニキビや吹き出物ができやすくなるし、皮膚炎や口内炎、肌のかゆみを生じることもあるよ。口内炎以外にも口の端が腫れて切れてしまう口角炎や、唇が腫れる口唇炎などの原因にもなる。口のまわりは皮膚や粘膜の新陳代謝が早いから影響が出やすいんだね。

ビタミンB_2は体内に貯蔵できないので毎日こまめに摂らないといけないね。余分なものは尿で排泄されるので摂り過ぎて困ることはほとんどないんだよ。

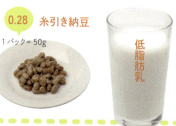

0.31
1枚＝120g
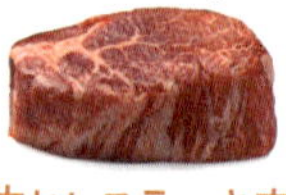
牛ヒレステーキ肉

0.28 糸引き納豆
1パック＝50g
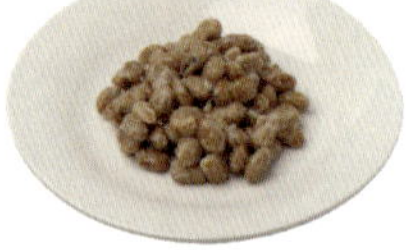

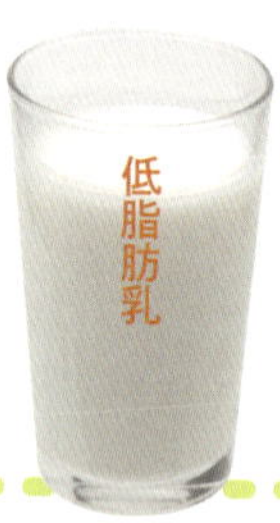
低脂肪乳
0.28
コップ1杯
＝150mℓ

上手な摂り方

天ぷらやトンカツなど揚げ物が好きな人や油っぽい料理が好きな人は、あまり食べない人よりも、多くのビタミンB_2を必要とするので不足しがちになるね。

またビタミンB_2は**アルコールと一緒に摂ると、効果が下がる**らしいんだ。アルコールに脂肪の分解を妨げる働きがあるために、たくさんのビタミンB_2を消費するからなんだそうだ。お酒を飲むときにも、つまみにはビタミンB_2を多く含む食品を選ぶようにしよう。

多く含まれている食品はレバー、ウナギ、サバなどの動物性食品や卵、キノコ類などだよ。水溶性ビタミンなので**水に溶けやすい**から、洗わずにそのまま飲んだり、食べたりできる、牛乳、チーズやアーモンドなどのナッツ類が手軽に摂れておすすめだ。酒のつまみにもぴったりだな。料理の場合は、例えばキノコのホイル焼きとか、スープなど煮汁を逃さない工夫が必要だね。納豆にも比較的多く含まれているので、朝食に取り入れるといいぞ。

熱には比較的強いので、通常の調理法なら失われることが少ないのはうれしいところだな。ただし、**光に弱く、当たると酸化**してしまうので食材の保管は直接日光の当たるところは避けたいね。

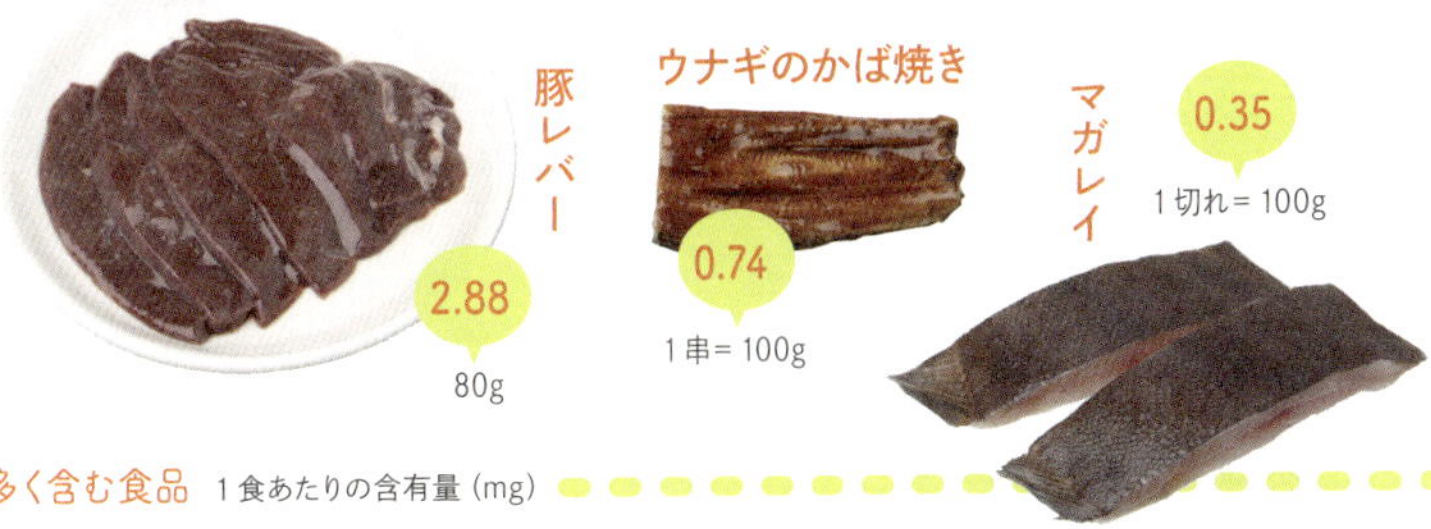

多く含む食品 1食あたりの含有量（mg）

ナイアシン

お酒好きには、うれしいビタミン

ここからは、ビタミンB_1を父にビタミンB_2を母に持つ子どもたちの登場だな。長男の「ナイアシン」はビタミンB_3ともいわれ、お酒好きには必要不可欠なんだ。なぜなら、お酒に含まれているアルコールを分解するのが仕事だからね。飲み過ぎて二日酔いになったときも辛さを和らげてくれるよ。体内のナイアシンが足りなくなったら、次男のビタミンB_6を呼んで助けてもらうらしいな。

お酒好きだけでなく、ほかにも三大栄養素である炭水化物（糖質）、脂質、タンパク質をエネルギーにかえるときや、魚や肉などに含まれるタンパク質が筋肉や皮膚などの細胞になるときのサポートもしているんだぞ。

ナイアシンは食品から摂るだけでなく、体内でも必須アミノ酸の一種のトリプトファンという栄養素からつくることができるんだ。欠乏症はほとんど見られないが、タンパク質やビタミンを摂らない大酒飲みは、ペラグラという皮膚炎にかかったりする。胃腸の粘膜も影響を受けるから、胃もたれなども起こりやすくなるね。

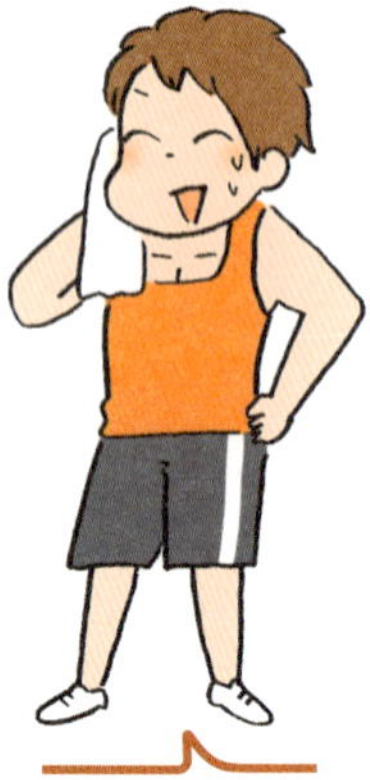

ナイアシン
宴会好きで元気な長男。三大栄養素から頼りにされている。

多く含む食品 1食あたりの含有量（mg）

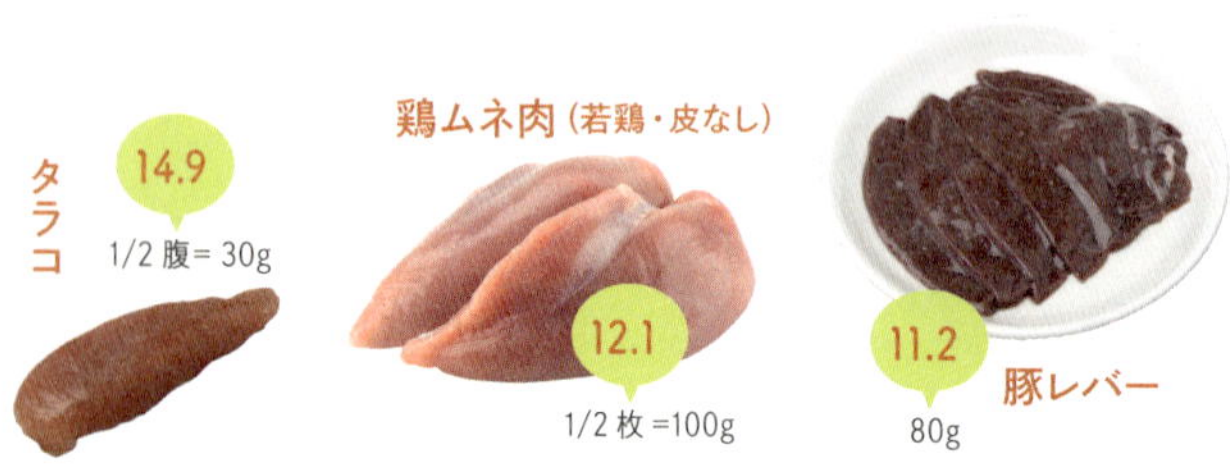
豚レバー
11.2
80g
鶏ムネ肉（若鶏・皮なし）
12.1
1/2枚=100g
タラコ
14.9
1/2腹=30g

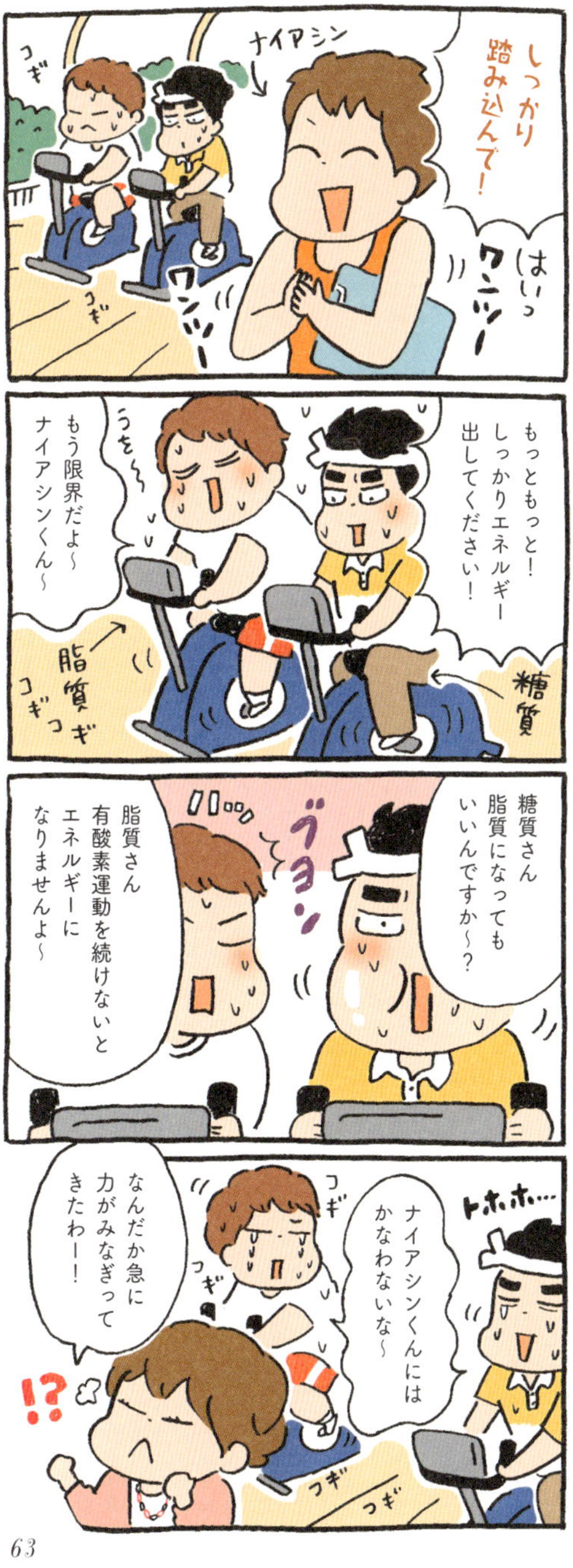
しっかり踏み込んで！
はいっ ワンツー ワンツー
ナイアシン
コギ
コギ
もっともっと！しっかりエネルギー出してください！
糖質
もう限界だよ〜 ナイアシンくん〜
脂質
コギコギ
糖質さん脂質になってもいいんですか〜？
ガタン
脂質さん有酸素運動を続けないとエネルギーになりませんよ〜
トホホ…
ナイアシンくんにはかなわないな〜
コギ
コギ
なんだか急に力がみなぎってきたわー！
!?
コギ
コギ

カツオ（春どり）

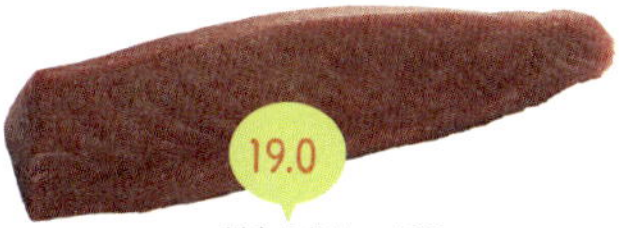
19.0

刺身 5 切れ＝100g

ナイアシンは水溶性で熱、光、酸、アルカリなどには比較的強く、調理や保存でも壊れにくいビタミン。ただ、熱湯にはとても溶けやすいのが短所かな。煮物では煮汁ごと食べられるように工夫しよう。ナイアシンを多く含むのは鶏肉などの肉類、レバーやカツオ、タラコ、ブリなど。意外かもしれないけど、コーヒーや紅茶にも多く含まれているよ。宴会ではナイアシンをたっぷり含んだピーナッツを一緒にね。

ビタミンB_6

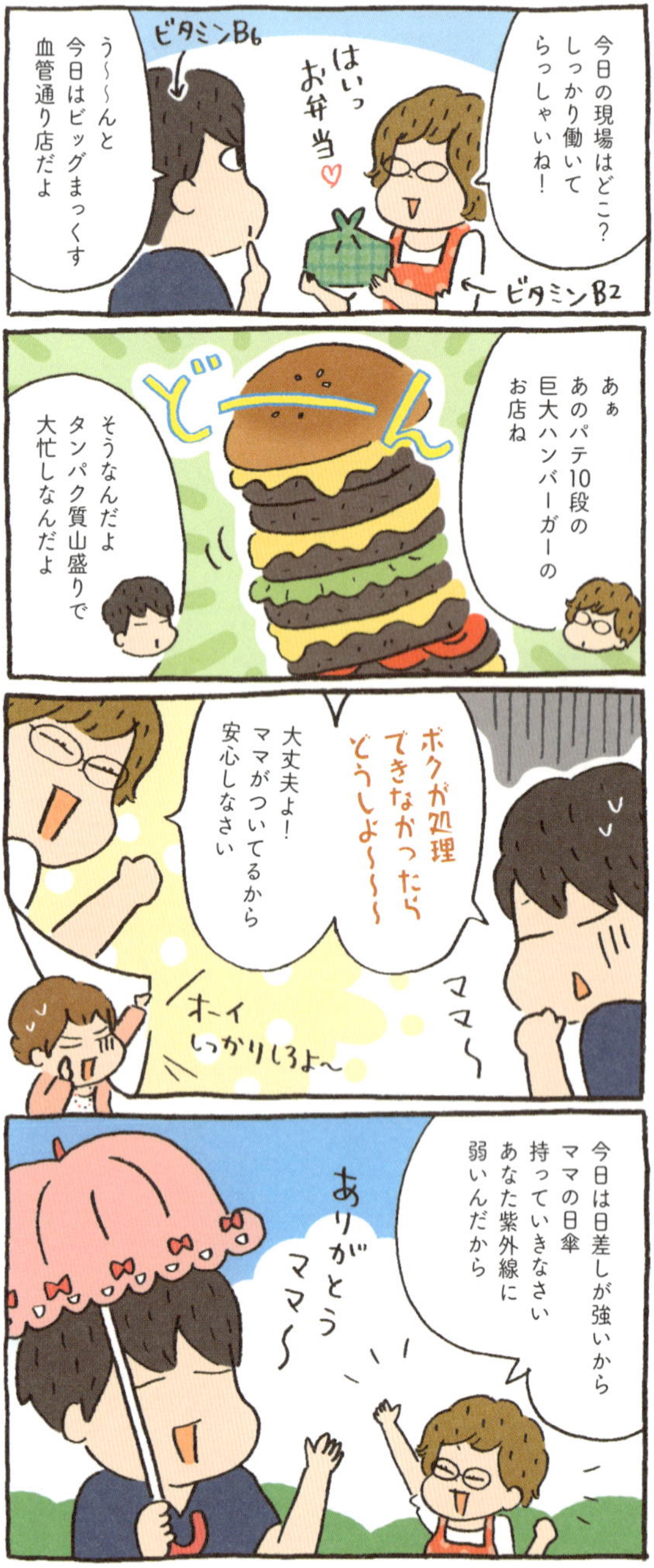

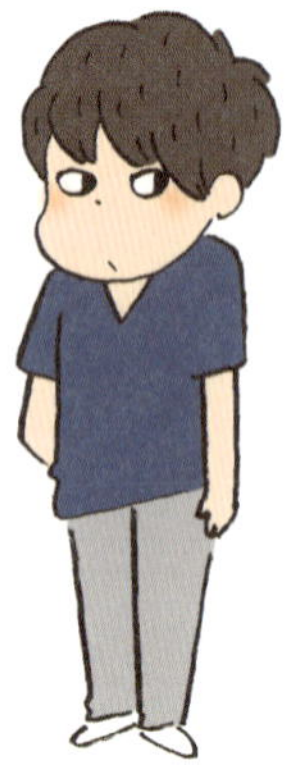

ビタミンB_6

少々マザコン気質の次男。タンパク質のサポートをするときは母の力が欠かせない。

肉好きには欠かせない

「ビタミンB_6」はタンパク質をエネルギーにかえたり、筋肉や血液などをつくるときのサポートを仕事とする次男だ。体のなかでタンパク質が無駄なく使われるようアミノ酸に分解し、そこからほかのアミノ酸を合成したり、神経伝達物質などを合成する反応に関わっているんだね。ちょっぴりマザコンのところがあって、仕事をする際も母＝ビタミンB_2がいないと元気に活動できないらしいぞ。

唐揚げやハンバーグなどに目がない肉好きな人、タンパク質を多く摂る人や妊娠中も、不足しないように気をつけないといけないんだよ。

ビタミンB_6はそもそも皮膚炎を予防することから発見されたビタミンといわれているんだね。腸内細菌によって、一部体内で合成することもできるので欠乏症はあまり起こらないよ。ただ、不足すると肌荒れや口内炎など肌のトラブルを多く引き起こすよ。また、アミノ酸から脳内ホルモンが合成される際にもビタミンB_6は必要なので、少ないとイライラしたり、不眠症の原因にもなるんだね。

ビタミンB_6は水溶性ビタミンで酸に強く、紫外線に弱い性質を持っている。肉類、レバー、マグロやカツオなどの魚類、穀類などに多く含まれているよ。主食の米にもビタミンB_6が豊富なので、自然に摂りやすい環境にあるよね。

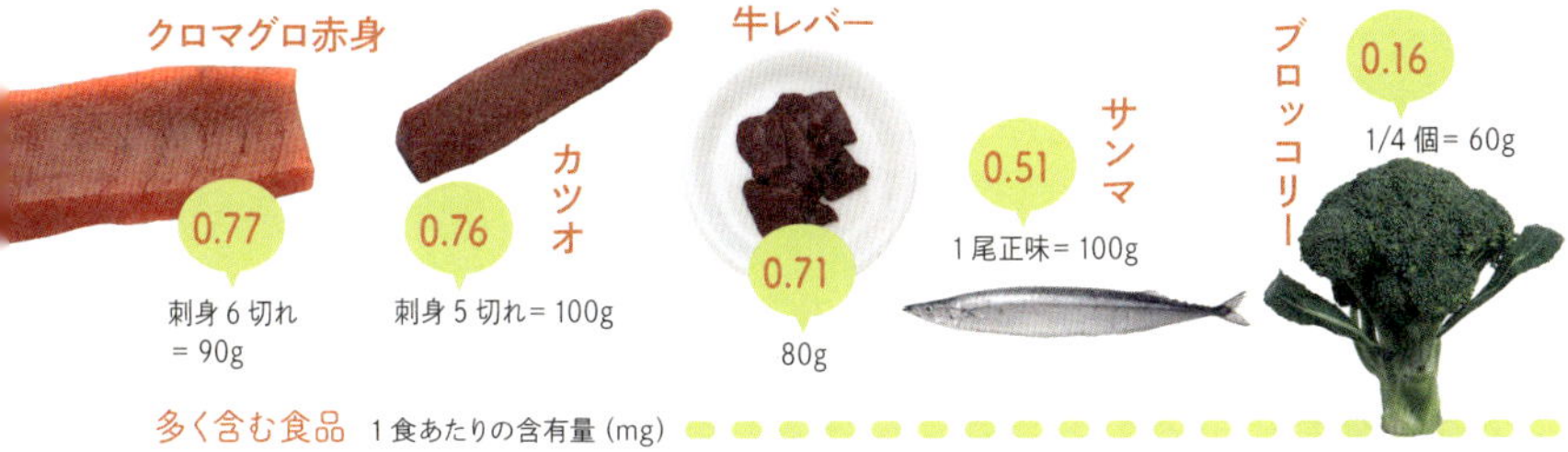
クロマグロ赤身
0.77
刺身6切れ＝90g
カツオ
0.76
刺身5切れ＝100g
牛レバー
0.71
80g
サンマ
0.51
1尾正味＝100g
ブロッコリー
0.16
1/4個＝60g

多く含む食品　1食あたりの含有量（mg）

ビタミンB_{12}

貧血予防・脳神経にも働く

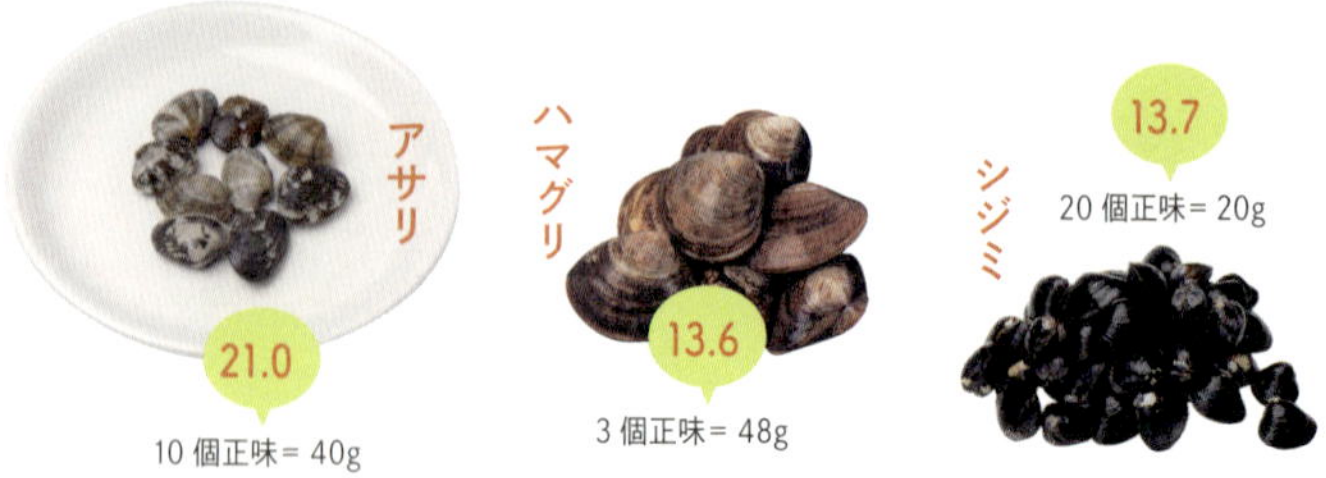
アサリ
21.0
10 個正味＝ 40g
ハマグリ
13.6
3 個正味＝ 48g
シジミ
13.7
20 個正味＝ 20g

多く含む食品　1 食あたりの含有量（μg）

さて、次は「ビタミンB_{12}」。職人気質の三男。三女の「葉酸」と協力しあうことが多いんだね。

ビタミンB_{12}は〝赤いビタミン〟とも呼ばれているように、赤い色をしているのが特徴。葉酸と一緒に血液の細胞である赤血球を合成するのが仕事なんだね。不足すると巨大な赤血球ができてしまったり、数が減ったりして、悪性の貧血にかかったりするんだ。赤血球は全身に酸素を運んでいるから、酸素がないとエネルギーを生み出す効率が悪くなってしまうんだね。

これだけでなく、ビタミンB_{12}はもう一つ大事な仕事をしているよ。それは脳や脊髄にある、全身をコントロールする中枢神経や、全身に張り巡らされた末梢神経が正しく働くようにコントロールすること。だから少なくなると眠れなくなったり、肩こりや腰痛、しびれが起こったりする神経障害の状態になってしまう。認知症を発症した人の脳にはビタミンB_{12}が少ないことも報告されているんだ。

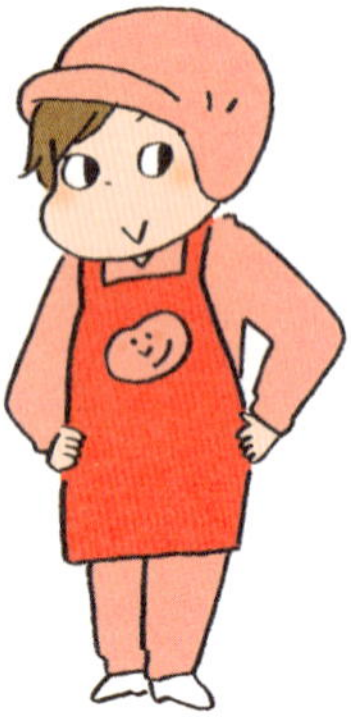

ビタミンB_{12}
職人気質の三男。三女の葉酸のサポートを得て、血液工場で働く。

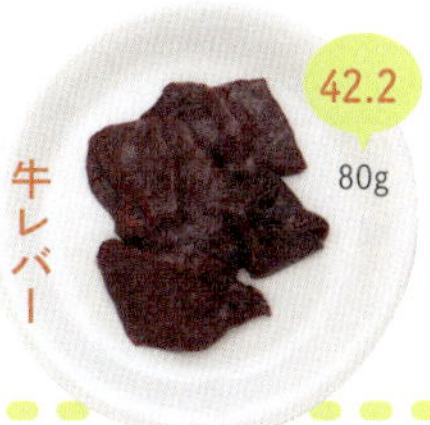
42.2
80g
牛レバー

ビタミンB12は水溶性ビタミンの一つでアルカリや強酸、光で分解する性質を持っているよ。腸内細菌によってつくり出されるのでバランスのよい食事をしていれば心配することはないな。ただ、**野菜にはほとんど含まれていなくて**、肉や魚などの**動物性食品に多く含まれる**ので、ベジタリアンの人や、胃や腸を手術で切除した人などは気をつけて摂るといいね。味噌や納豆などの**発酵食品**もおすすめだぞ。

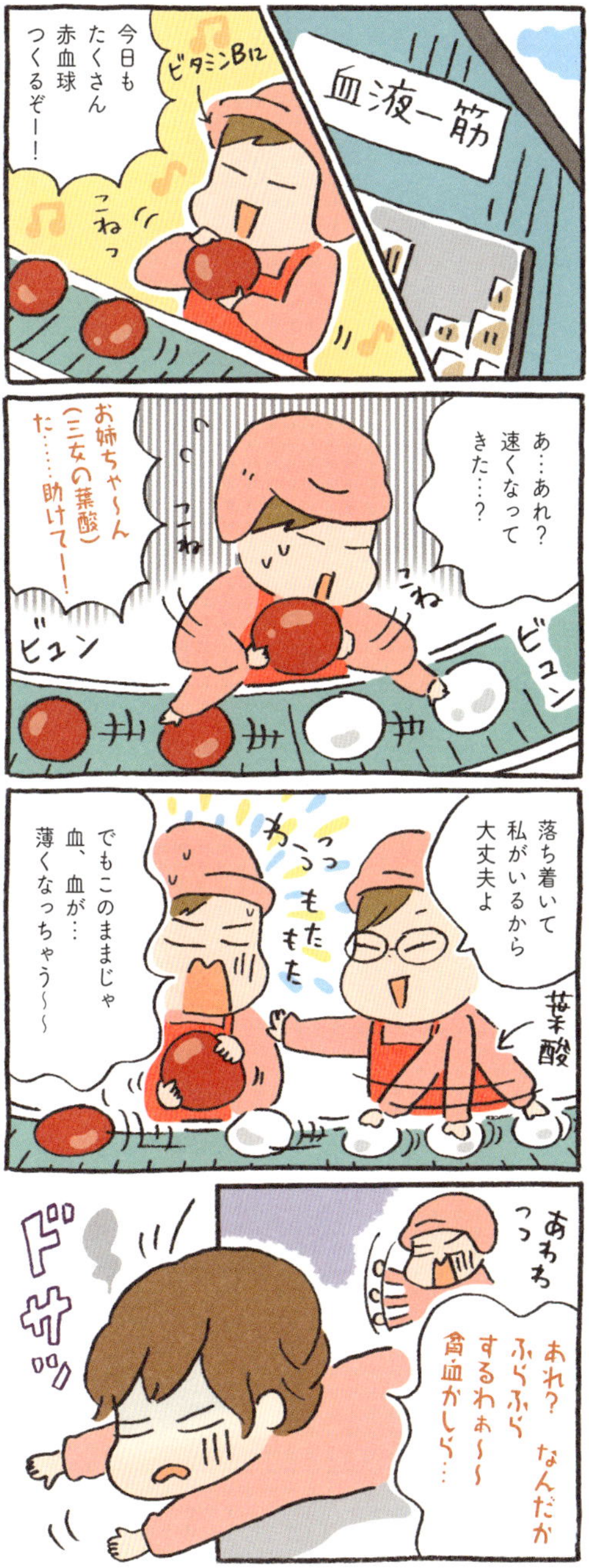
血液一筋
ビタミンB12
今日もたくさん赤血球つくるぞー!
こねっ
あ…あれ?速くなってきた…?
こね
こね
ビュン
ビュン
お姉ちゃ〜ん(三女の葉酸)た……助けてー!
落ち着いて私がいるから大丈夫よ
葉酸
わっっ
もたもた
でもこのままじゃ血、血が…薄くなっちゃう〜〜
あわわっっ
あれ?なんだかふらふらするわぁ〜〜貧血かしら…
ドサッ

パントテン酸

ストレス解消・代謝アップでダイエット促進

さて次は、長女の「パントテン酸」。「抗ストレスビタミン」ともいわれるくらい、みんなのストレスを和らげ、代謝もアップさせる癒し系の美女だよ。

パントテン酸はイライラを解消する働きをするんだね。ビタミンB_5という別名もあり、糖質、脂質、タンパク質をエネルギーにかえる働きもするんだ。脂質が体内に蓄積されにくくなるうえ、ストレスも軽減してくれるのだから、ダイエット中はいっぱい摂らなくちゃな。

また、善玉コレステロールを合成して、動脈硬化などの病気を防ぐ役も果たしているよ。さらにビタミンCと仲よくなることで、肌のハリやイキイキとした髪の毛を保つこともできるんだぞ。

パントテン酸の〝パントテン〟は「広くどこにでもある」というギリシャ語に由来しているんだ。その名の通り、いろいろな食品に含まれているよ。とくに目立っ

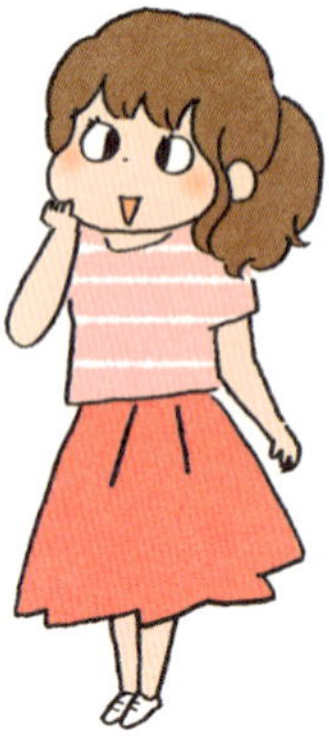

パントテン酸

癒し系の長女。普段はおっとりしているが、代謝に関しては熱くなることも。

鶏ササミ

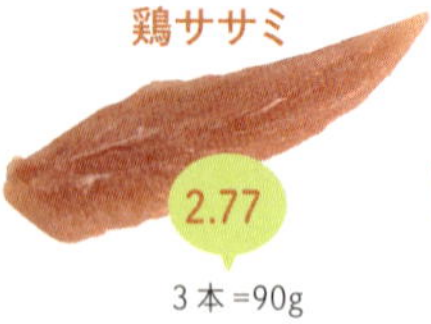

2.77

3本=90g

子持ちガレイ

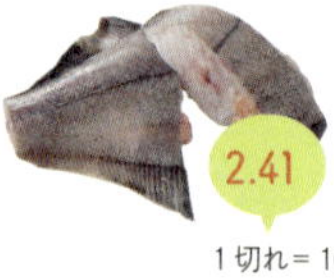

2.41

1切れ=100g

アボカド

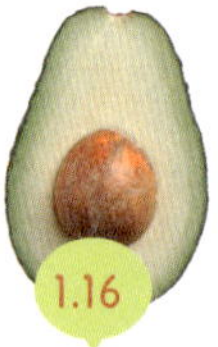

1.16

1/2個=70g

多く含む食品 1食あたりの含有量(mg)

て多いのは鶏レバー、子持ちガレイ、納豆、アボカドなど。腸内細菌により合成することもできるので、いつも通りにしていれば不足にはならないはずだよ。でも、お酒やコーヒーをよく飲む人は必要量が多くなるので気をつけたいね。不足したら、頭痛や疲れ、手足の感覚がおかしくなることがあるんだよ。

水溶性で熱に弱いので、生で食べられるものはそのまま食べるようにすると効率的に摂れるよね。

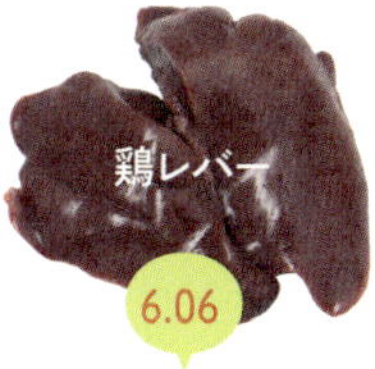
鶏レバー
6.06
焼き鳥２本＝60g

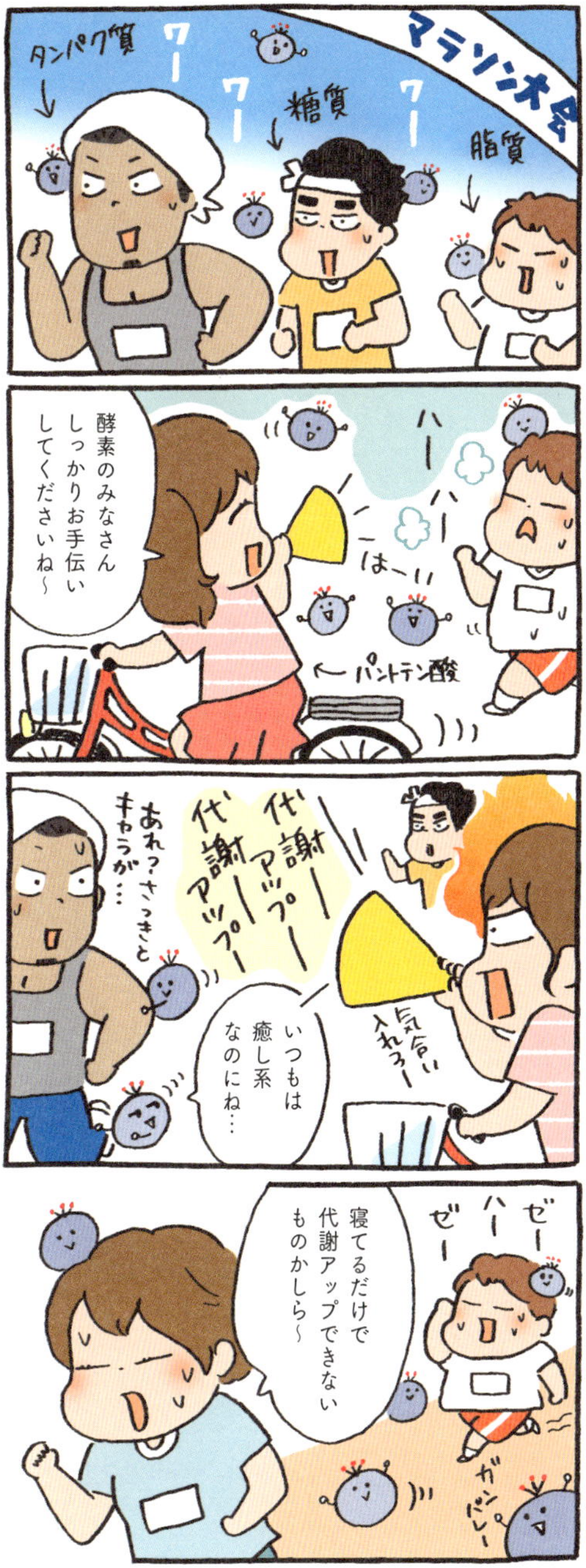
マラソン大会
ワー
ワー
ワー
脂質
糖質
タンパク質
ハー
ハー
はー
パントテン酸
酵素のみなさん
しっかりお手伝い
してくださいね～
気合い入れろ～
代謝アップ～
代謝アップ～
あれ？さっきとキャラが…
いつもは
癒し系
なのにね…
ゼー
ハー
ゼー
寝てるだけで
代謝アップできない
ものかしら～
ガンバレ～

ビオチン

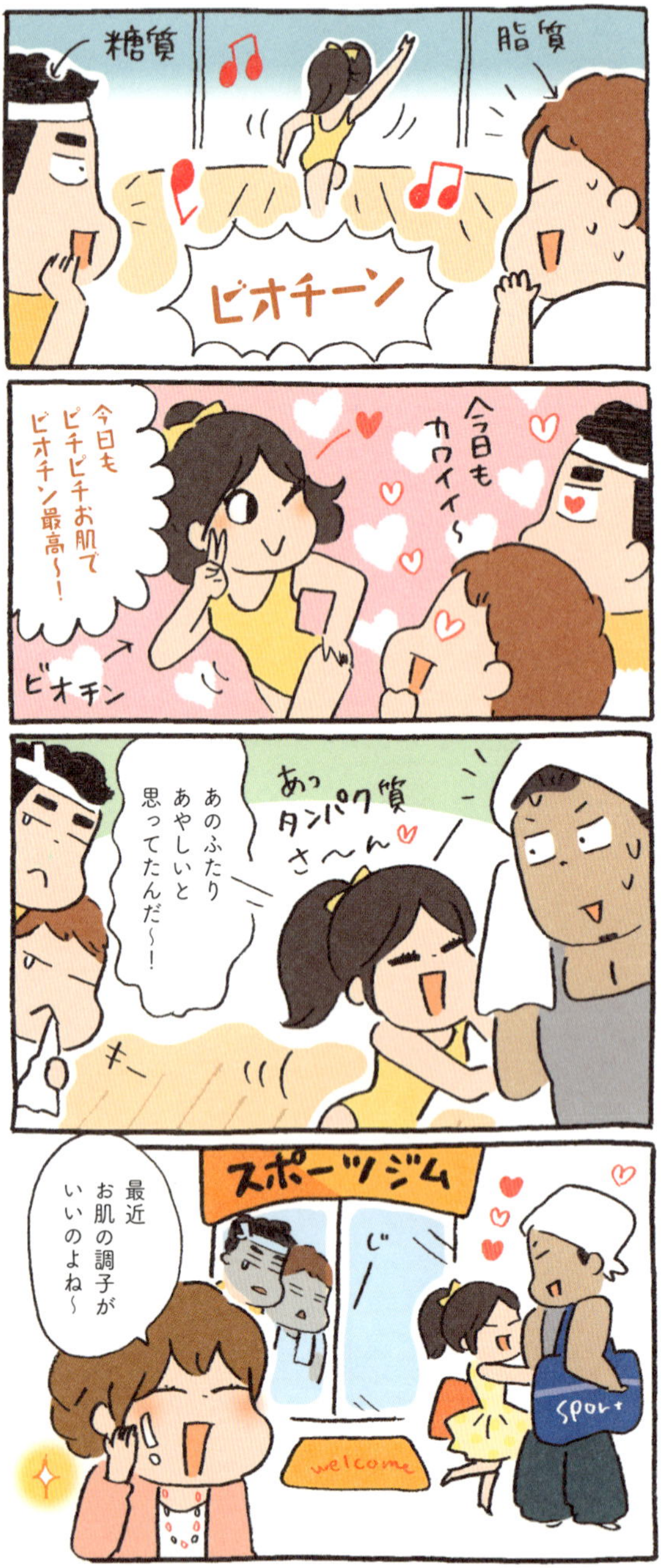

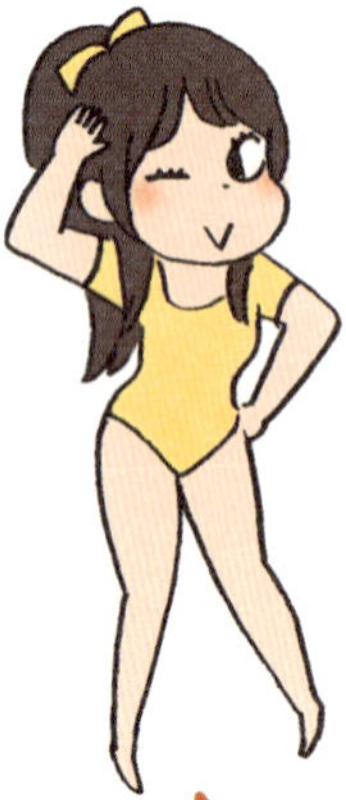

ビオチン

かわいさ命のキラキラ系の次女。三大栄養素からアイドル的に扱われる。

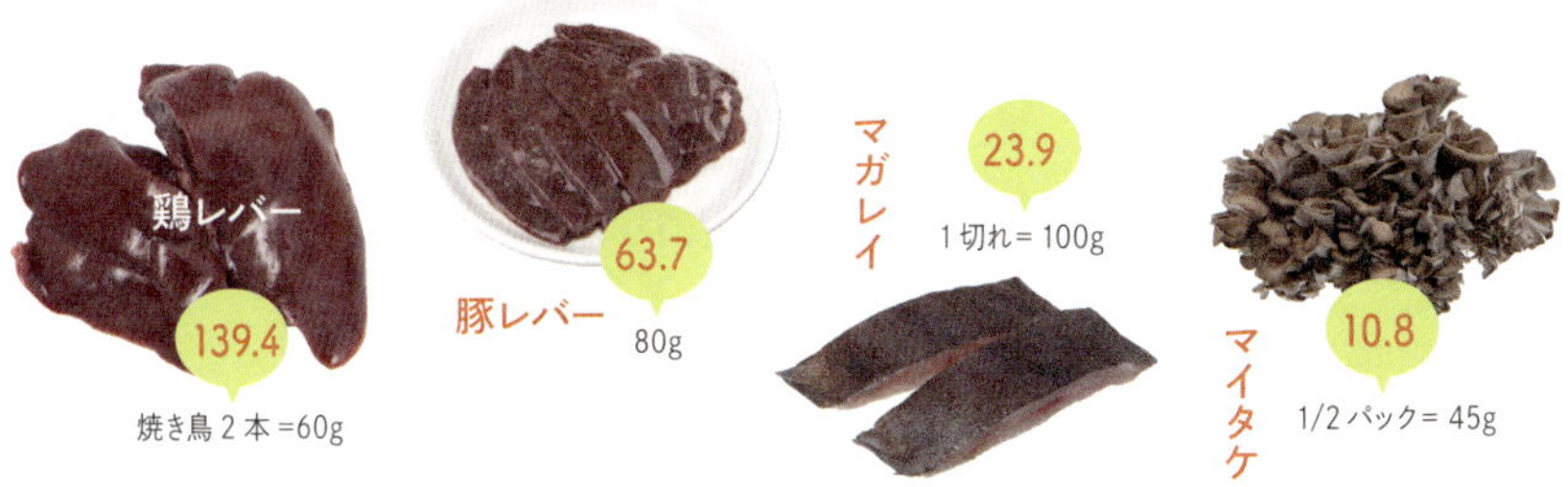
鶏レバー
139.4
焼き鳥２本＝60g
豚レバー
63.7
80g
マガレイ
23.9
１切れ＝100g
マイタケ
10.8
1/2 パック＝45g
多く含む食品　１食あたりの含有量（μg）

その美肌効果はアトピー薬としても使われる

美肌が命！　がモットーの次女「ビオチン」。最初の名前は「ビタミンH」。ドイツで発見されたときに命名されたらしいのだが、ドイツ語で〝haut〟の頭文字をとったんだそうだ。意味は〝肌〟。名前の通り、ハリのある肌やツヤツヤの髪の毛を保つために働いているんだね。名前はのちにビタミンB7＝ビオチンと改名され、どちらかというとビオチンという名のほうが定着しているよ。

ビオチンはコラーゲン生成を助ける作用や頭皮の血行促進など、いろいろな作用を持っているといわれている。皮膚や粘膜の健康状態を保つ働きもあるんだね。

その実力はアトピー性皮膚炎の薬としても使われているほどなんだ。不足すると爪がもろくなったり、肌がくすんできたり、抜け毛や白髪が増え、髪の毛もパサパサになってしまうぞ。このほかの仕事としては三大栄養素である炭水化物（糖質）や脂質、タンパク質をエネルギーにかえるときのサポート役だね。全身に影響するから、少なくなると倦怠感を感じるようになるよ。

ビオチンは熱や酸に強く、アルカリに弱い。さまざまな食品のなかに少しずつ含まれていて、腸内細菌により体内でもつくられるので心配しなくてＯＫ。ただし、抗生物質の薬を長期間服用している人は、腸内細菌が失われてしまうので注意を。

葉酸

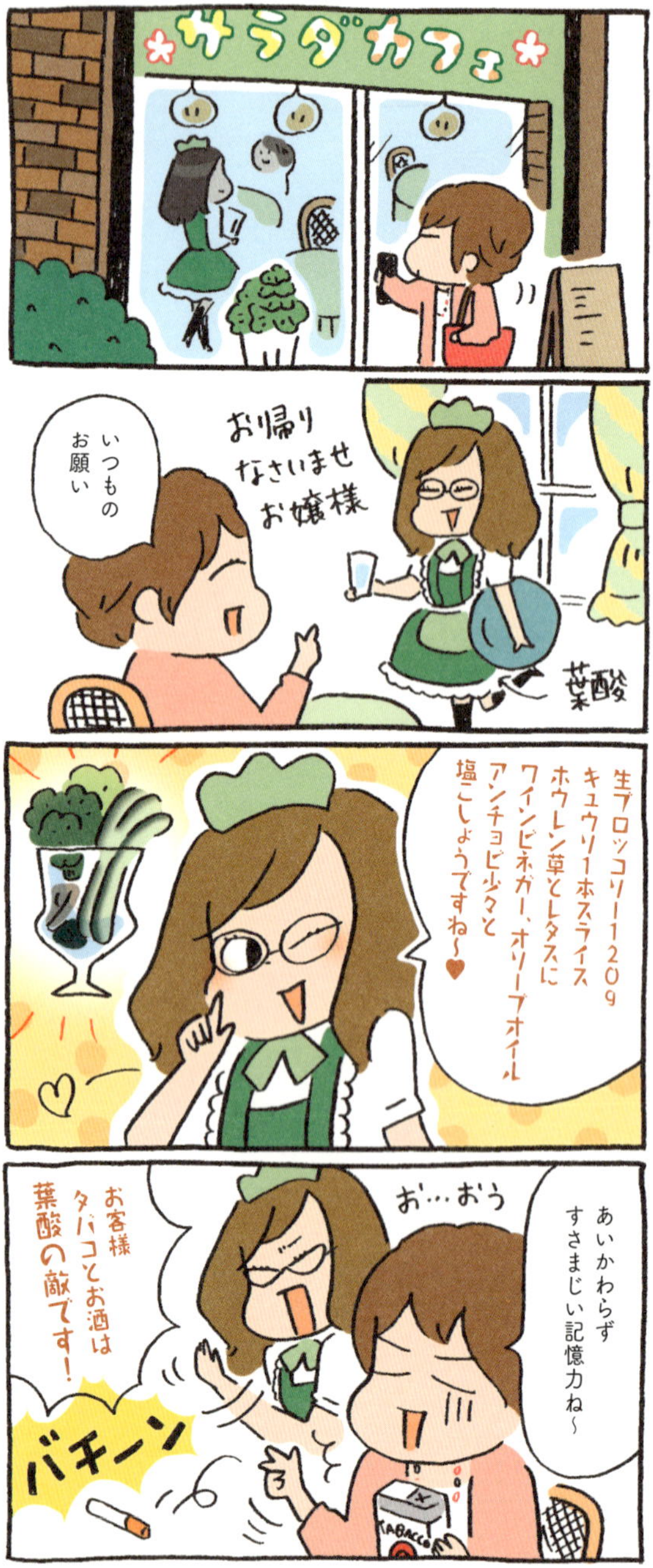

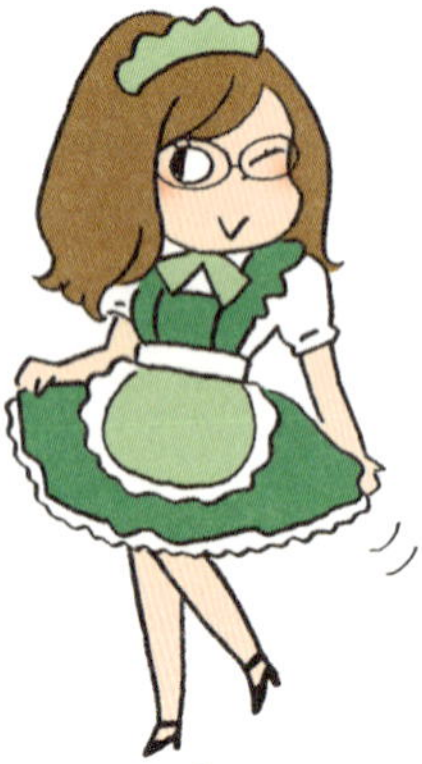

葉酸

頭脳派リケジョの三女。記憶力がよく面倒見もよい。緑色の服を着ている。

記憶力のサポートにも役立つ

8人大家族の最後の紹介が三女の「葉酸」。ビタミンM、ビタミンB_9、プテロイルグルタミン酸とも呼ばれるよ。ホウレン草やブロッコリー、アスパラガス、芽キャベツ、モロヘイヤ……。名前の通り、植物の緑の葉の部分に多く含まれるよ。ほかには鶏や牛のレバー、果物類、納豆、大豆などだね。

この葉酸の仕事は、ビタミンB_{12}とコンビを組んで赤血球をつくること。赤血球は血液の主成分で体中に酸素を届けているんだったな。ほかにもタンパク質や細胞をつくるときに必要な、遺伝情報が詰まったDNAをつくる手助けもしている。妊娠中に不足すると生まれてくる子どもに異常が出る場合もある。順調な成長を促すためにも妊娠前からの摂取がおすすめ。また、葉酸は記憶力の衰えや物忘れの予防にも役立っているといわれているよ。思い当たる人は不足しているのかもしれないぞ。

葉酸は水溶性のビタミンで熱に弱い。調理中に壊れやすいので新鮮な野菜や果物など生で食べられるものは生食を。腸内細菌によって体内でも一部合成できるのでバランスのよい食事をしていればOK。不足すると貧血を起こしたり、全身の酸素が少なくなり脱力感、肌荒れや口内炎になりやすくなるぞ。タバコやお酒が好きな人は葉酸を消費する量が多くなる傾向にあるので、とくにたくさん摂ろう。

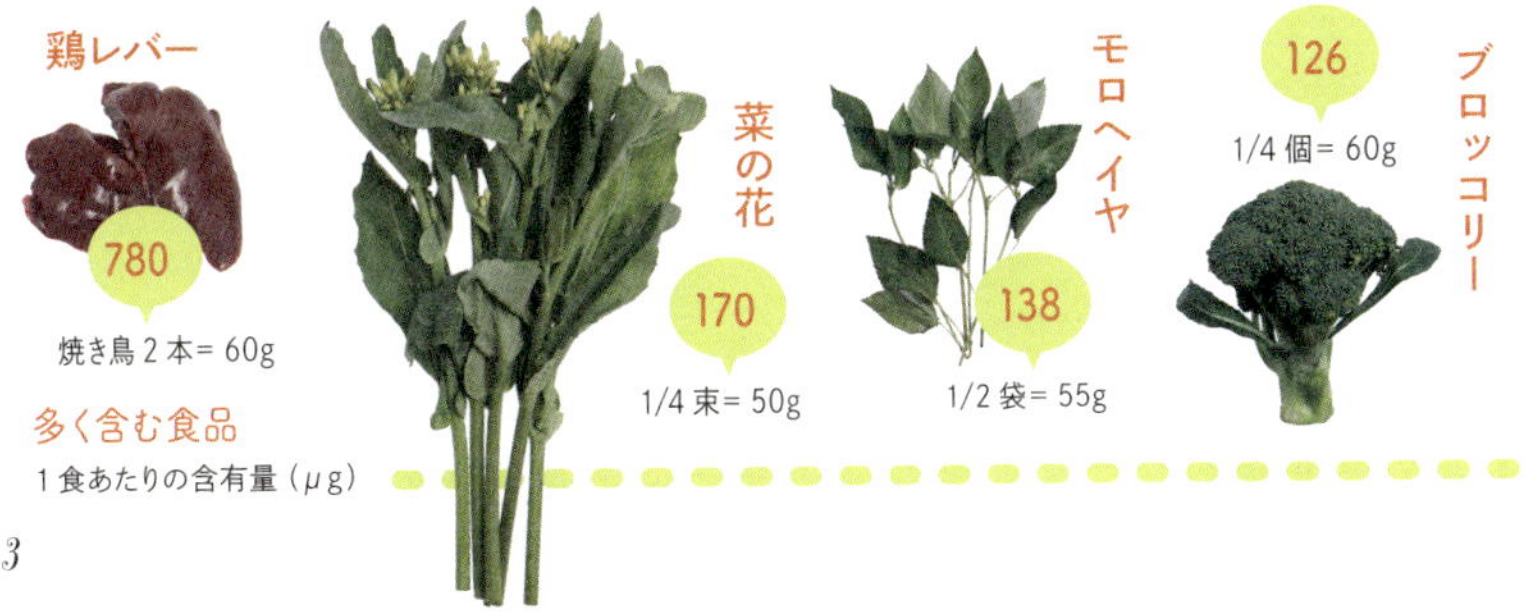

鶏レバー
780
焼き鳥2本= 60g
菜の花
170
1/4束= 50g
モロヘイヤ
138
1/2袋= 55g
ブロッコリー
126
1/4個= 60g

多く含む食品
1食あたりの含有量（μg）

ビタミンC

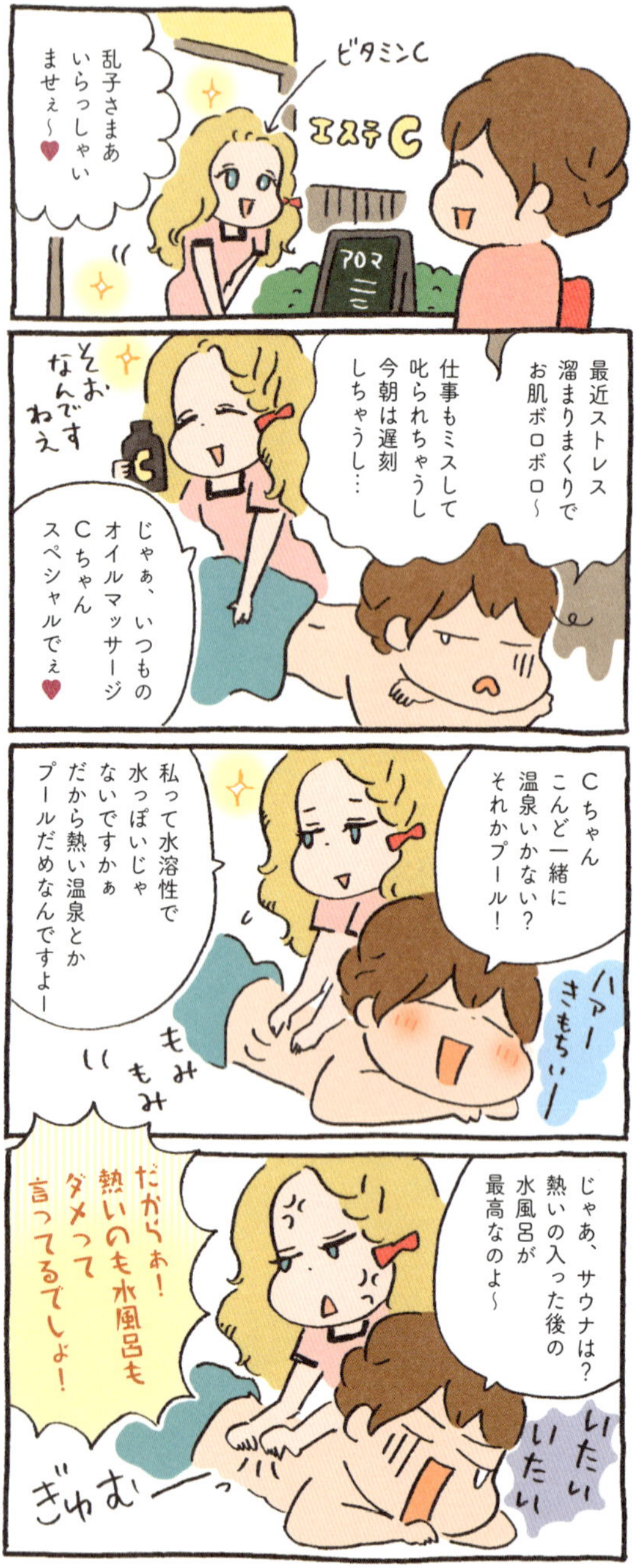
ビタミンC
エステC
アロマ
乱子さまぁ いらっしゃいませぇ～♥
最近ストレス溜まりまくりでお肌ボロボロ～ 仕事もミスして叱られちゃうし 今朝は遅刻しちゃうし…
そおなんですねぇ
じゃぁ、いつものオイルマッサージ Cちゃんスペシャルでぇ♥
Cちゃん こんど一緒に温泉いかない？ それかプール！
ハァ～ きもちぃ～
私って水溶性で水っぽいじゃないですかぁ だから熱い温泉とかプールだめなんですよー
もみもみ
じゃあ、サウナは？ 熱いの入った後の水風呂が最高なのよ～
だからぁ！ 熱いのも水風呂もダメって言ってるでしょ！
いたいいたい
ぎゃあーっ

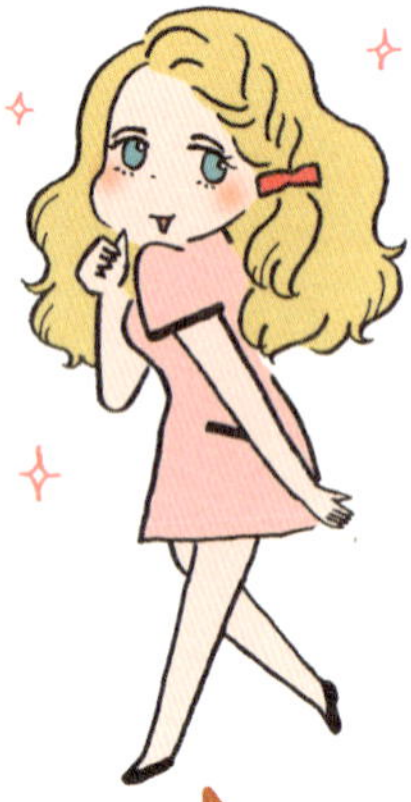

ビタミンC

「エステC」勤務のはかなげな女性。暑さに弱く、水に濡れるのも嫌う。ビタミンA・Eと並んで町の美人トリオの一人。

コラーゲン

動物の結合組織を構成するタンパク質で、体のタンパク質量の約3分の1を占めます。コラーゲンに多く含まれるヒドロキシプロリンの合成にビタミンCが関与しています。

アンチエイジング、風邪予防の味方

ビタミンといえば、真っ先に「ビタミンC」を思い浮かべる人も多いんじゃないかな。市販の飲み物にもよく〝ビタミンC入り〟と書かれているよね。柑橘類などのフルーツや、ジャガイモ、サツマイモなどのイモ類、パプリカ（赤）、葉物野菜などに多く含まれている身近な栄養素だな。

ビタミンCの主な働きは二つ。まず〝美肌に効くビタミン〟。活性酸素を抑える働きがあるうえ、肌をなめらかにするコラーゲンの合成を助けるから、皮膚のシミやシワを防ぎ、傷やヤケドの治りも早くしてくれるんだ。加齢によるコラーゲンの不足は乾燥がひどくなって、かゆみの症状が出ることもあるよ。骨の細胞のほとんどはコラーゲン。ビタミンCの摂取は骨粗鬆症の予防にもなるんだね。

そして〝風邪にはビタミンC〟といわれるように、免疫力を高める働きが強いんだ。風邪などのウイルス性の病気から体を守ってくれるよ。かかってしまった場合もビタミンCをしっかり摂れば治りやすいぞ。逆に不足していると、治りが遅く、こじらせてしまうことも多いんだね。ほかにもビタミンCの不足により、毛細血管がもろくなって歯ぐきから血が出たり、青あざができやすくなったり、強い疲労感、関節痛が起こることもあるんだ。冬場は、とくにしっかり摂ることを心がけよう。

摂り方にはちょっと工夫を

ビタミンCはビタミンB群と同じく「水溶性ビタミン」と呼ばれ、水に溶け出しやすいんだよ。熱や光にも弱い。体内でつくり出すことができないので、食べ物から効率よく摂取したいものだね。

生食や、さっとゆでたりする調理法がいいよ。全般的にビタミンCを多く含んでいる食べ物といえば、野菜。積極的に摂りたいのだが、摂り方にもひと工夫だぞ。まず、洗うときはさっと、水に長く浸さないようにしよう。せっかくの栄養素が溶け出してしまうよ。タマネギや根菜類以外の野菜は細かく切りすぎないこと。断面が増えて、水や熱に触れる部分が多くなるからね。また、ビタミンCは酸化もしやすいので新鮮なうちに食べるのが基本だよ。切ったまま放置しないこと。便利なカット野菜も市販されているが、できれば丸ごとを買って早めに使いきろう。炒め物にするときは片栗粉をまぶすとコーティングになって栄養素が逃げにくいといわれているよ。煮物などは薄味に仕上げて、汁ごとしっかり食べるようにするといいね。

ビタミンCといえば、アセロラやレモンといったフルーツを思い浮かべるのではないかな。半分に切ってスプーンですくって食べられるキウイフルーツや、洗うだ

Check point　含まないフルーツも

ビタミンCを多く含むフルーツは意外と少ない。キウイ、柑橘類、イチゴ、柿、アセロラなどは多いですが、リンゴ、バナナ、梨、桃、サクランボ、メロン、スイカなどは多いとはいえません。

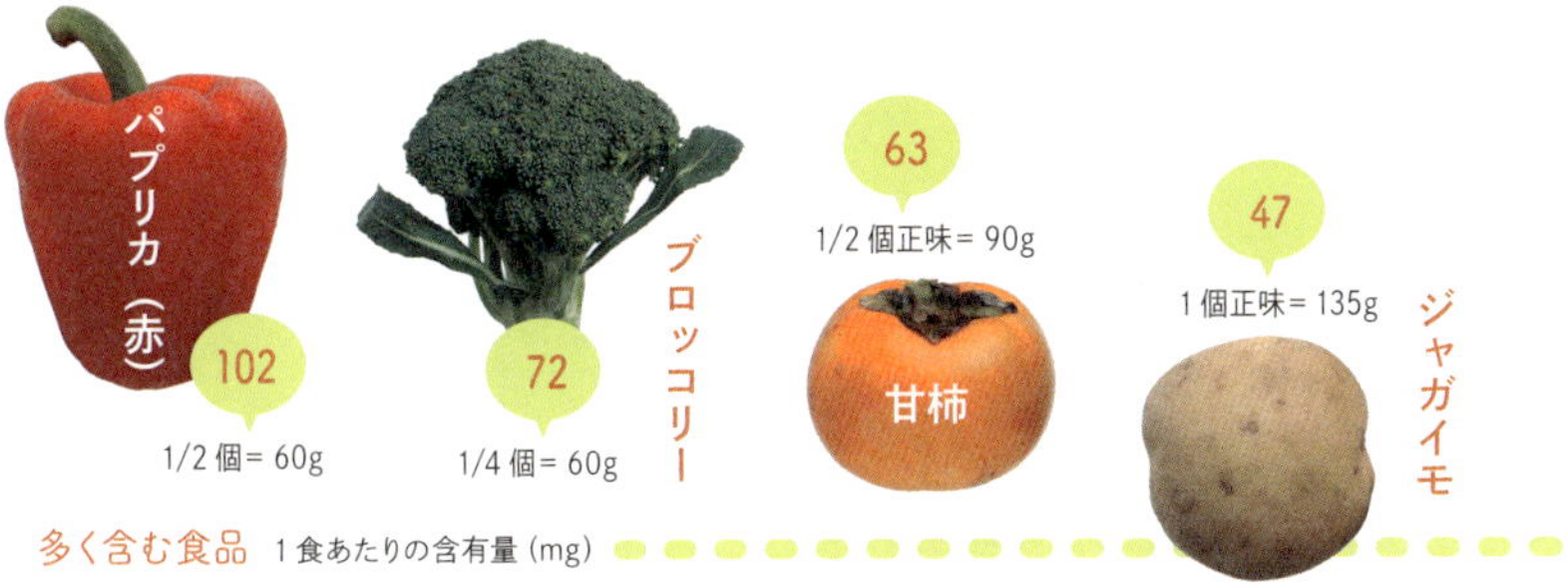
パプリカ（赤）
102
1/2個＝60g
ブロッコリー
72
1/4個＝60g
63
1/2個正味＝90g
甘柿
47
1個正味＝135g
ジャガイモ

多く含む食品　1食あたりの含有量（mg）

けでOKのイチゴは手軽でおすすめだぞ。

ビタミンCは小腸の上部から吸収されて肝臓に運ばれ、血流にのって全身の臓器に行き渡るんだね。余ったらすぐに尿として排出されてしまうから、摂り過ぎの心配は無用。できれば空腹のときより、食後のある程度満腹なときに、少しずつ分けて摂るようにするといいんだ。コラーゲンの生成を助けるためにも、タンパク質と一緒に摂るようにしよう。

ストレスにはビタミンCを

美容や風邪予防の効果が高いビタミンC。さらなる特性は抗酸化作用が強い、〝抗酸化ビタミン〟であるということ。代表的なものがビタミンA、E、そして、このCなんだね（詳細はビタミンA→38ページ、ビタミンE→46ページ）。

なかでもビタミンCはドーパミン、アドレナリンなどの神経伝達物質の合成、抗ストレスホルモンである副腎皮質ホルモンの合成にも関わっているため、〝抗ストレスビタミン〟ともいわれているぞ。ビタミンCが不足すると、ストレスと戦う力が低下して回復できなくなるんだね。朝の目覚めが悪くなったり、疲れやすくなり、物忘れがひどくなったり、忍耐力もなくなってくるので要注意じゃ！

抗酸化ビタミンって？

老化やガンから体を守る

若返りビタミン、アンチエイジングビタミンと呼ばれている「ビタミンE」のページでも触れたけれど、「抗酸化ビタミン」とは〝活性酸素の働きを抑える、抗酸化作用を持つビタミン〞のことをいうんだ。代表的なのがビタミンA、E、Cになるね。ただ、抗酸化作用を持つ栄養素は、ビタミン類だけに限らず、ポリフェノール類やミネラル類にもあるよね。

そもそも「抗酸化力」ってなんだろう。繰り返しになるところもあるが、元気に若々しく生活していくためには大切なことだから、ここでもう一度ざっくり話すことにしよう。

抗酸化力とは活性酸素を抑えること。まずは活性酸素のことを知らなくちゃな。活性酸素とは酸化させる力が強い物質で、臓器や皮膚などの老化や、また免疫力を低下させて、ガンや動脈硬化、生活習慣病を引き起こす原因になるんだったね。

そして、その活性酸素を発生させる原因となるのが、タバコやストレス、長時

抗酸化力アップの食品の組み合わせ

たとえば、カボチャに含まれるビタミンEは小松菜のビタミンCと一緒に摂ると、抗酸化力が長く持続します。

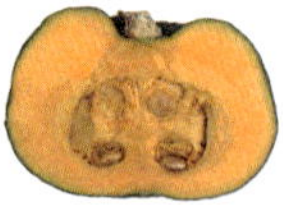
カボチャ

＋

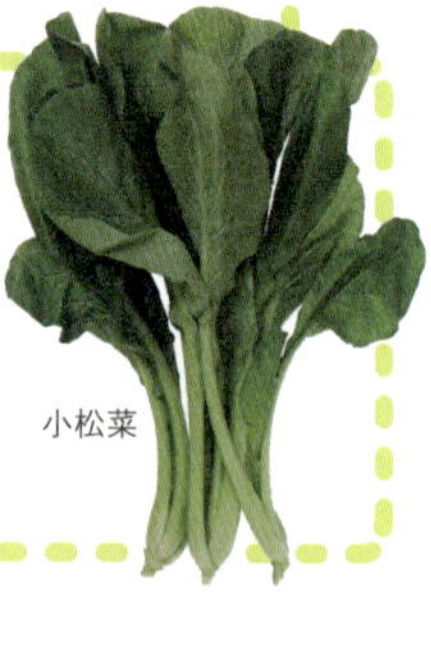
小松菜

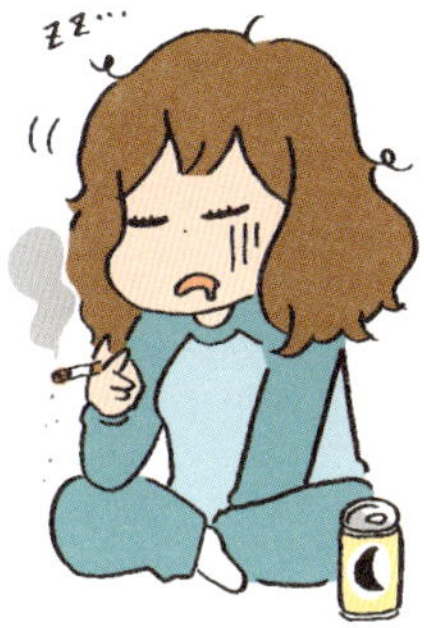

間にわたり紫外線に当たったり、過度な運動をし続けたり、脂肪を摂り過ぎたり、アルコールを飲み過ぎたり……。無理なダイエットもそう、現代の社会には数えきれないほどの要因があふれているな。

人間の身体は、酵素によって活性酸素を抑えているのだ。この酵素は、体のなかでつくられているが、年齢を重ねるとその酵素の量は減少してしまう。そこで活躍する抗酸化ビタミンは、酵素によって処理しきれない活性酸素の働きを抑える「抗酸化物質」の一つなんだ。この抗酸化物質は、ビタミン以外にもいろいろあるんだが、活性酸素の発生そのものを抑えるもの、活性酸素の酸化力を抑えるもの、活性酸素によって受けた被害を修復するものなど、働き方を微妙にかえて頑張ってくれているんだな。

日本人の平均寿命はとても長く、女性が87・05歳、男性は80・79歳（2016年7月厚生労働省発表）。世界有数の長寿国といわれているけど、足腰がしっかりしていて、頭の回転もそこそこ、日常を不自由なく生活できる「健康寿命」が本当の意味で大事なのかもしれないぞ。健康で長生きするために少しでも老化を防ぐよう、楽しい気分で毎日を暮らし、抗酸化力を高めることが必要になってくるな。不規則な生活と暴飲暴食に気をつけて、バランスのよい食事をしていれば体も心も軽くなるってもんだぞ。

Check point

緑黄色野菜とは?

厚生労働省の基準では、原則、可食部100gあたりのカロテン含有量が600μg以上の野菜と定義づけられています。ただし600μg未満でも、トマトやピーマンなど一部の野菜については、摂取量や摂取頻度から緑黄色野菜として扱われます。緑黄色野菜(植物性食品)には、ビタミンAはβ-カロテンとして含まれ、必要に応じてビタミンAに変換されます。

ビタミンエースって?

一緒に摂って抗酸化力アップ

抗酸化力の高いビタミンとして名高いのが脂溶性ビタミンのビタミンAとE、そして水溶性ビタミンのビタミンC。そうなんだ、この3つのビタミンを総称して「ビタミンACE=ビタミンエース」と呼ぶんだね。

この街の美人トリオとしても有名なんだぞ。それぞれ老化防止、美肌効果の力をたっぷり持っているんだけど、単独でいるよりも一緒に仲良くしていることで相乗効果を得られるんだな。ビタミンCはビタミンEが活性酸素をスムーズに取り除くことができるように助けるし、3つを一緒に摂れば美肌効果は倍増、いや3倍(?)になるってもんだぞ。

ビタミンAをとくに多く含む食べ物は、ホウレン草、モロヘイヤ、カボチャ、ニンジンなど緑黄色野菜と動物性食品、ビタミンCは野菜や柑橘類、そしてビタミンEはアボカド、魚卵、ナッツ類、オリーブオイルだ。脂溶性、水溶性の性質を知って、きちんと吸収できるように調理し、一緒に摂取するようにしよう。

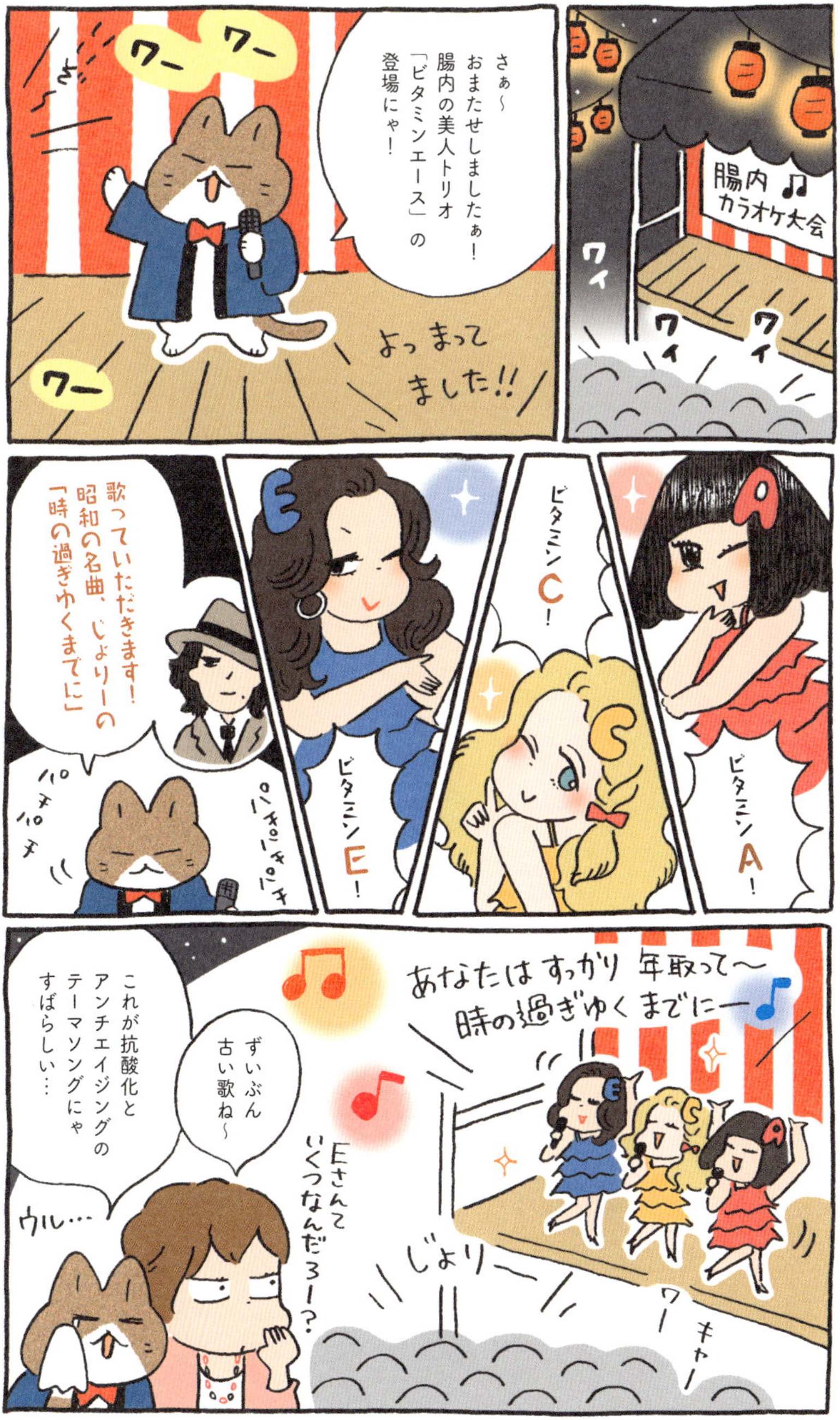

さぁ〜
おまたせしましたぁ！
腸内の美人トリオ
「ビタミンエース」の
登場にゃ！
ワー
ワー
ワー
よっ まってました!!
腸内♫
カラオケ大会
ワイ
ワイ
ワイ
歌っていただきます！
昭和の名曲、じょりーの
「時の過ぎゆくまでに」
パチパチ
パチパチパチ
ビタミンE！
ビタミンC！
ビタミンA！
あなたは すっかり 年取って〜
時の過ぎゆく までに一
これが抗酸化と
アンチエイジングの
テーマソングにゃ
すばらしい…
ずいぶん
古い歌ね〜
Eさんて
いくつなんだろー？
ウル…
じょりー
ワー
キャー

酵素って？ ダイエット、洗たくでも活躍？

酵素ダイエット、酵素洗顔、酵素洗剤に酵素水。最近よく耳にする「酵素」だけど、意外に知らないいんじゃないかな？　酵素は体のなかに約2万種類以上も存在する成分で、体内のあらゆる化学反応に対し、触媒して機能しているタンパク質のことだ。体内で起こる生体反応のすべてを担っているといってもいいんだね。体に栄養素を摂取しただけではなんの効果もないのだけど、酵素が働くことで、ようやく摂取した栄養素がエネルギーにかわるってわけだ。

酵素には食べ物を分解する役割の「消化酵素」、栄養素を利用して体の修復や再生をはかる役割の「代謝酵素」がある。消化酵素と代謝酵素の2つはもともと体に存在しているけれど、食べることで摂取できる「食物酵素」もあるんだ。

酵素の大きさは種類によって異なるけど、極めて小さく、顕微鏡でも見られないほどなんだ。だけどこれらが不足すると、すべての代謝が落ち、血流が悪くなるので、老化現象から生活習慣病、ガンなどを引き起こすことになるんだよ。

Check point
触媒とは

触媒とは、それ自身は変化しないが、ほかの物質の化学反応のなかだちとなって、反応の速度を速めたり、遅らせたりする物質。

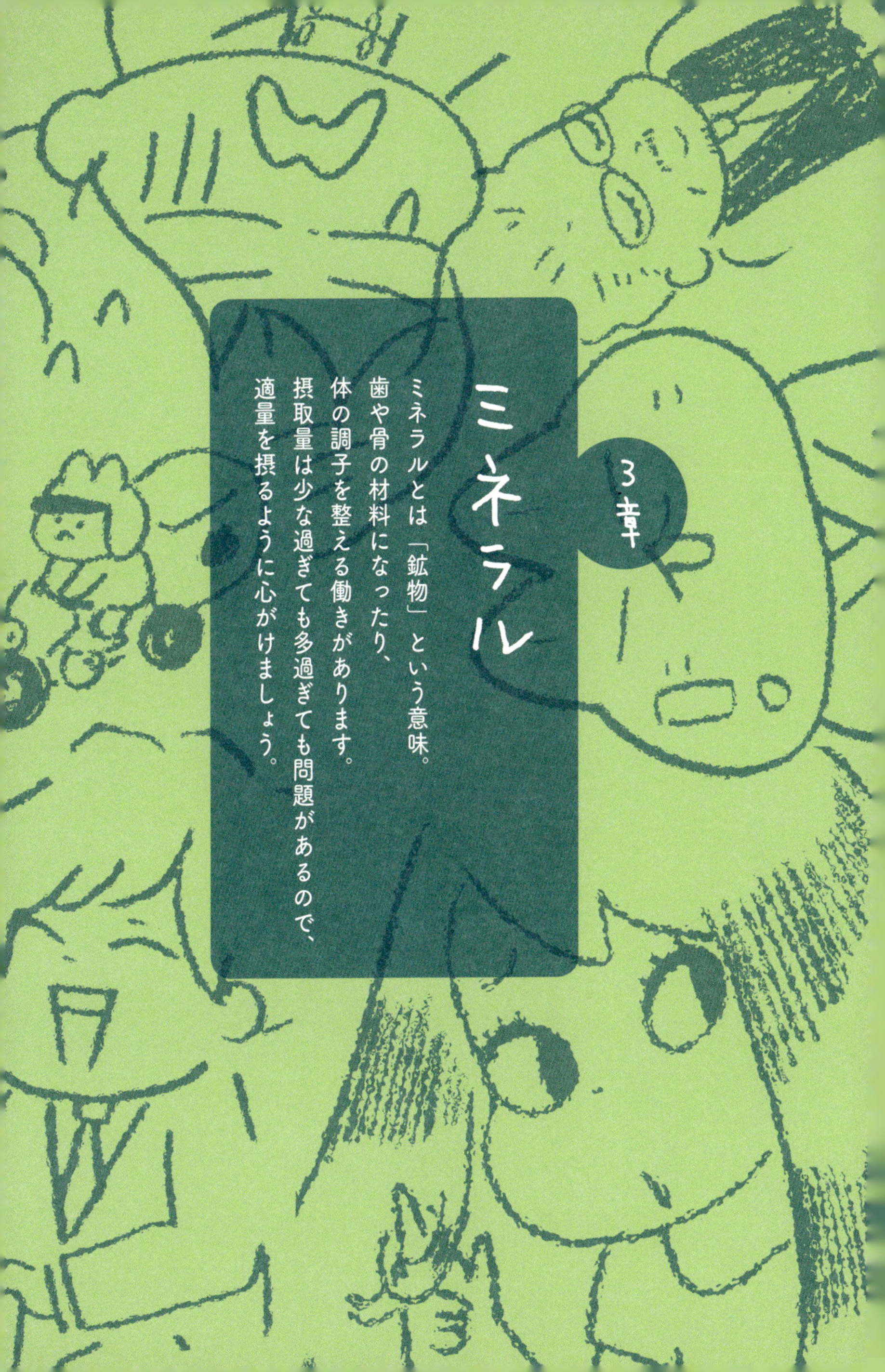

3章

ミネラル

ミネラルとは「鉱物」という意味。
歯や骨の材料になったり、
体の調子を整える働きがあります。
摂取量は少な過ぎても多過ぎても問題があるので、
適量を摂るように心がけましょう。

ミネラルって何？人の体に金属が必要？

この地球上にたくさんある元素のうち、4元素を除いたものを「ミネラル（無機質）」というんだ。三大栄養素、ビタミンと並んで、五大栄養素の一つに数えられているよ。ミネラルは直訳すると「鉱物」。アクセサリーなどにも使われる、天然に生成された無機物質。栄養素のミネラルとは、厳密にはちょっと違うかな。

人の体に存在する元素は約60種類といわれているんだが、最も多いのが酸素65％で、次いで炭素18％、水素10％、窒素3％となり、4元素で96％を占めているんだよ。残りの4％がミネラルということになるな。そのうち、栄養素として欠かせないことがわかっているミネラルとして、現在16種類が存在するんだ。さらにそのなかで一日の必要量が100mg以上のものを「主要ミネラル」、100mg未満のものを「微量ミネラル」と呼んでいるよ。

ミネラルの働きはそれぞれ異なるが、カルシウム、リン、マグネシウムなどは、骨や歯などの硬組織をつくる。また、ヘモグロビンの鉄、リン脂質のリン、含硫ア

Check point
恒常性とは？
環境条件などが変化しても、体温や体液のpHを一定に保つことを恒常性といいます。恒常性を保つ能力が高いほど健康度が高いといえます。

ミノ酸の硫黄はタンパク質や脂質などと結合し、体成分となっているんだね。ほかにも浸透圧の調節、筋肉収縮や神経伝達、酵素の補酵素や生理活性物質の成分として代謝調節に関わっているよ。体液や組織液のミネラルはいつも一定の濃度で保たれているけれど、食事から摂取するミネラルの過不足が長く続くと、この恒常性が保てなくなり、各ミネラル特有の欠乏症や過剰症が現れてしまうんだよ。

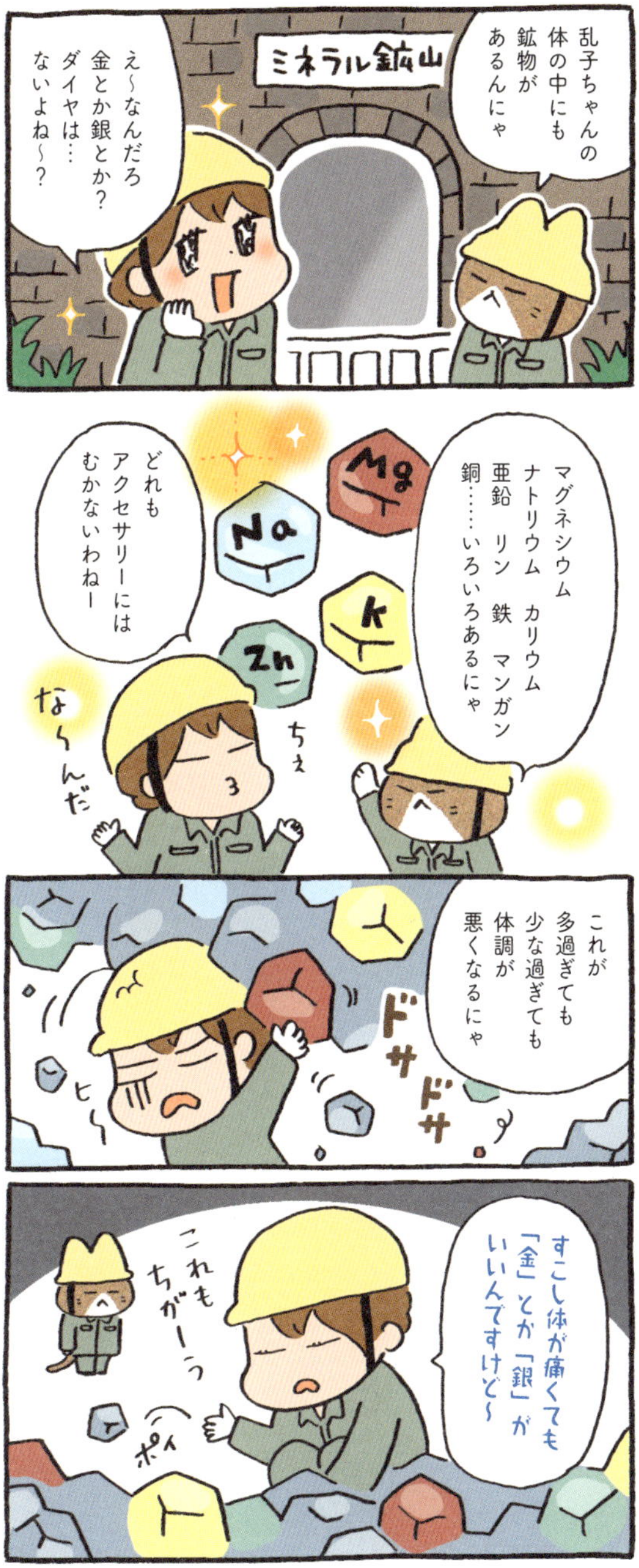
ミネラル鉱山
乱子ちゃんの体の中にも鉱物があるんにゃ
え～なんだろ金とか銀とか？ダイヤは…ないよね～？
マグネシウム ナトリウム カリウム 亜鉛 リン 鉄 マンガン 銅……いろいろあるにゃ
Mg
Na
K
Zn
どれもアクセサリーにはむかないわねー
ちぇ
な～んだ
これが多過ぎても少な過ぎても体調が悪くなるにゃ
ドサドサ
ヒ～
すこし体が痛くても「金」とか「銀」がいいんですけど～
これもちが～ぅ
ポイ

カルシウム

骨や歯をつくるミネラル

「カルシウム」は人の体内で最も多いミネラルで、体重の1.5〜2%を占めるといわれているよ。例えば、体重60kgの人だと900〜1200g、なんと約1kgも存在することになる。そしてその99%は骨と歯などのかたい組織に存在しているんだ。残りの1%は、血液中や筋肉、神経に存在しているよ。骨や歯の構成成分になっているカルシウムを「貯蔵カルシウム」、血液などに存在するカルシウムを「機能カルシウム」と呼んだりするね。

カルシウムは骨や歯の材料となるだけでなく、心臓やすべての筋肉が正常に収縮するのを保つ働きをしているんだ。血管の壁を強くしたり、血圧を下げたり、血液凝固、酵素の活性化にも役立っているよ。体のいろいろな場所で役に立つので、必要なところにすぐ届けられるよう、血液のなかに含まれ、全身を巡っているんだね。そのため、血中には常にほぼ一定のカルシウムの量が維持されている。その量が不足すると、骨から溶け出して、足りなくなった分を補うよ。貯蔵カルシウムと呼ば

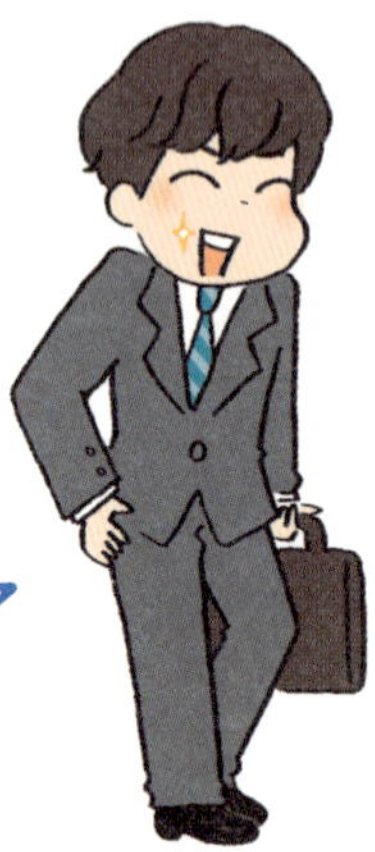

カルシウム
歯がピカピカ、笑顔が素敵なビジネスマン。ビタミンD・Kを信頼している。

れるゆえんだね。でも、こんなに大事な栄養素なのに、日本人に不足しているんだ。

最近は骨粗鬆症についての知識が広がっているためか、50代60代の人たちのほうがきちんとカルシウムを摂取しているらしいぞ。学校給食がある間はまだいいけれど、それを終えると外食が増えたり食事が不規則になって、20歳前後がいちばんカルシウム不足になりがちなので気をつけなくちゃだぞ。

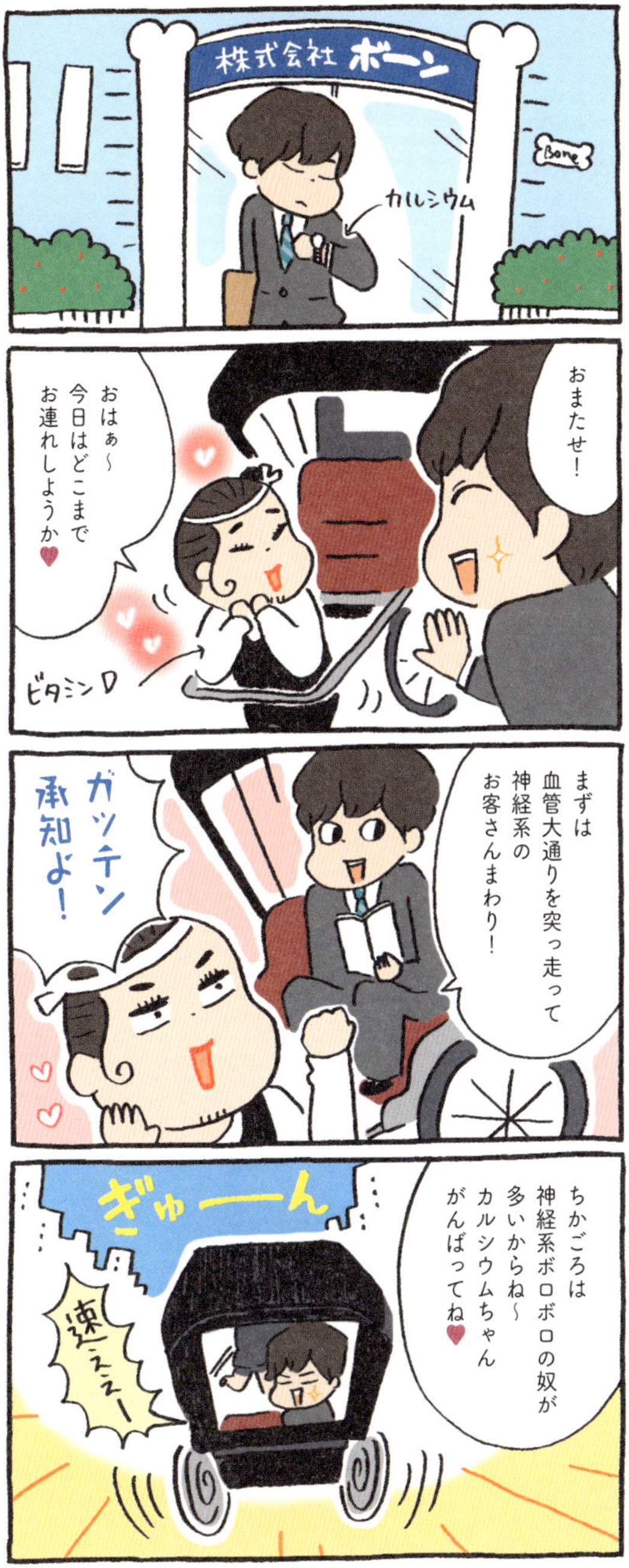

ビタミンD・Kと一緒で働きをアップ！

カルシウムを多く含む食品といえば、牛乳やチーズなどの乳製品、煮干し、小魚、ヒジキなどの海藻類、緑黄色野菜などだね。ただ、食べ物からのカルシウムの吸収率はあまり高くない。食事で摂り過ぎる心配はないといっていいので、効率よく、毎日骨骨（コツコツ）取り入れていきたいね。

カルシウムと仲のいい栄養素としてあげられるのがビタミンDとビタミンK。ビタミンDはカルシウムの吸収を助けるだけでなく、血中のカルシウムバランスを整えてくれるんだ。このビタミンDは、一日約15分の日光浴により、皮下でつくり出すことができるので、丈夫な骨のためにも15分くらいは太陽の光を浴びるとしよう。ビタミンKはカルシウムを骨にくっつけるのを助ける栄養素で、カルシウムが骨から溶け出すのを抑える働きを持つんだね。

これらを踏まえて、例えば、ビタミンDを含むキノコ類とカルシウムたっぷりのヨーグルトをサラダ風にアレンジしたり、ビタミンKの豊富な納豆とチーズを混ぜたりするのはどうじゃろう。イワシの丸干しはそれ自体がビタミンDとカルシウムを多く含むし、スーパーフードとして認知されてきたアルファアルファもカルシウムがたっぷりなのでサラダに使うといいぞ。

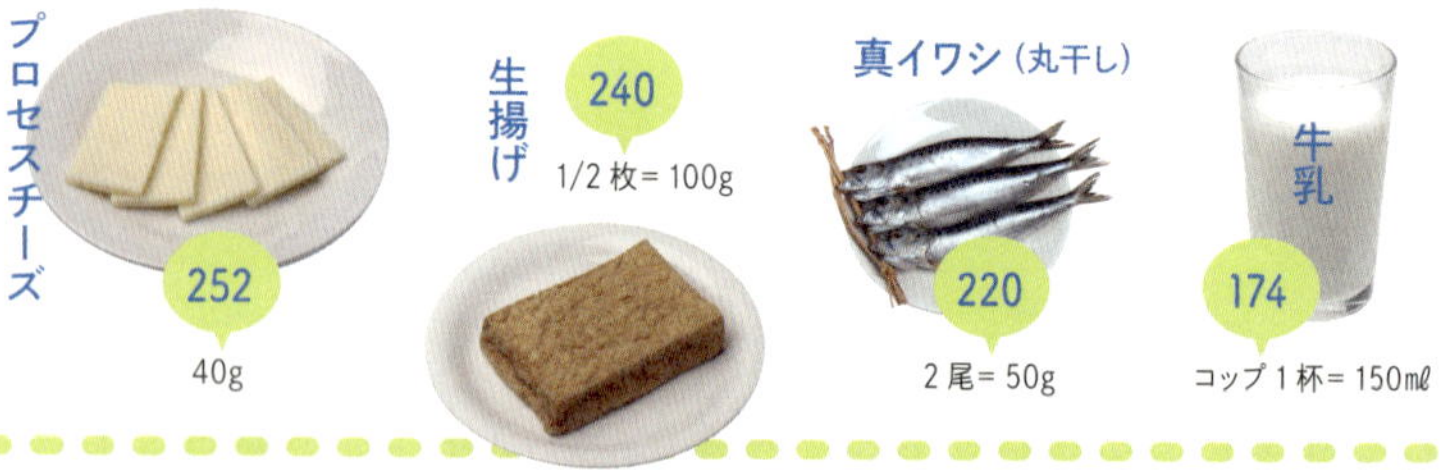
牛乳
174
コップ1杯＝150mℓ
真イワシ（丸干し）
220
2尾＝50g
生揚げ
240
1/2枚＝100g
プロセスチーズ
252
40g

不足すると生活習慣病にも

カルシウムは骨と歯に深く関わることから、不足すると虫歯になりやすくなるのは当然だね。それに血中のカルシウムの量が少なくなると骨から溶け出して補うことになるわけだから、骨が弱って折れやすくなってしまうよ。ひどくなると、子どもではくる病、成人では骨軟化症や骨粗鬆症となる可能性があるね。

さらにカルシウム不足が長く続くと、骨から溶け出すカルシウムの量が増え過ぎて、余分なカルシウムが血管にくっつくようになるんだね。そのために高血圧や動脈硬化などの生活習慣病を引き起こしてしまうんだよ。

カルシウムの効能は骨と歯を丈夫にするだけじゃなかったよね。なかでも、毎日の生活に関係する、神経を安定させてイライラを解消する効果は大きい。興奮や緊張の緩和をしてくれるカルシウムが不足すると神経過敏になってしまうんだね。

かといって、不足を恐れて摂り過ぎるのも考えものだ。食べ物での摂り過ぎはほぼないけれど、サプリメントから摂り過ぎてしまうと、血中のカルシウム濃度が高くなり過ぎてしまう高カルシウム血症を引き起こす。便秘、腹痛、頻尿などの症状が出たら、お医者さんに相談だ。カルシウムをサプリメントで摂る場合はカルシウムとマグネシウムの割合が2対1で配合されたものを選ぶようにしよう。

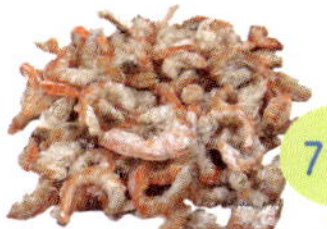

干しエビ（加工品）
710
10g

多く含む食品
1食あたりの含有量（mg）

摂り過ぎると… カルシウムの過剰摂取は、高カルシウム血症、高カルシウム尿症、軟組織の石灰化などを引き起こす可能性があります。一般的な食生活で過剰になることはまれですが、サプリメントなどで摂取する場合は注意が必要です。

マグネシウム

カルシウムとのバランスが大切

多く含む食品 1食あたりの含有量(mg)

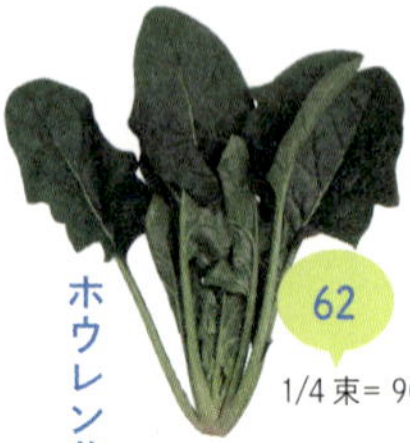

ホウレン草 62 1/4束=90g

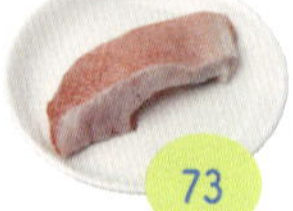

キンメダイ 73 1切れ=100g

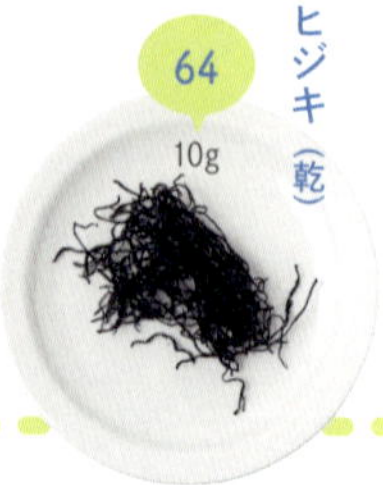

ヒジキ(乾) 64 10g

人間の体のなかにある「マグネシウム」の約3分の2は、骨に存在してカルシウムやリンと一緒に骨の構成部分になっているんだよ。量にすると成人の体内で約19g。残り3分の1のほとんどは、筋肉などの細胞のなかにあり、約300種の酵素の働きを助けているよ。そしてエネルギーづくりや筋肉を動かしたり、体温の調節、神経伝達、ホルモンの分泌などの働きに関わっているんだね。

体に取り込まれたマグネシウムは、一部のカルシウムと同じく骨に貯蔵され、マグネシウムが欠乏すると、骨から血中に溶け出すんだよ。ただ、マグネシウムはカルシウムと違い、骨から取り出す働きも弱く、体内でのもともとの量も少ないので、マグネシウム不足になりやすいんだな。

体内のいたるところで大事な働きをするマグネシウムが不足すると、筋肉にトラブルが起こって筋肉痛になったり、心筋梗塞など心臓の病気になってしまうこともある。また、疲れやすくなり、集中力の低下、慢性疲労、循環器系疾患などにも陥

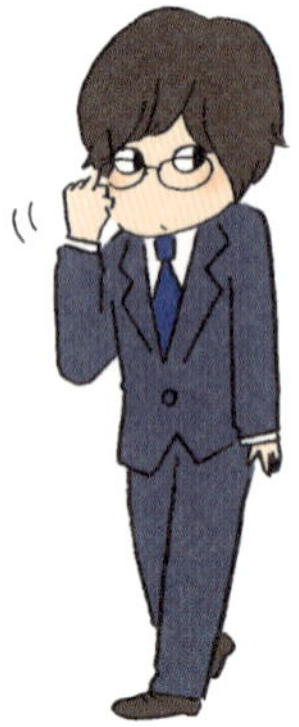

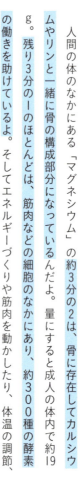

マグネシウム

株式会社ボーンで働く、繊細でマニアックな仕事が得意な青年。ストレスに弱く、すぐに倒れてしまう。

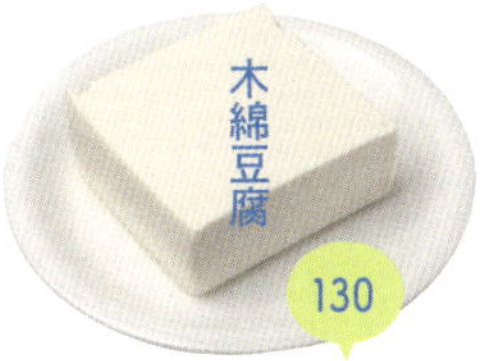

りやすくなるぞ。ストレスや大量のアルコール、コーヒーの摂取はマグネシウムの排出量を増やしてしまうので気をつけたいものだね。

そして何より、知っておいてほしいのは、カルシウムとマグネシウムのベストバランスは「2対1」を理想としていることだよ。どちらか一方だけを摂るのではなく、双方をバランスよく摂取するようにしよう。

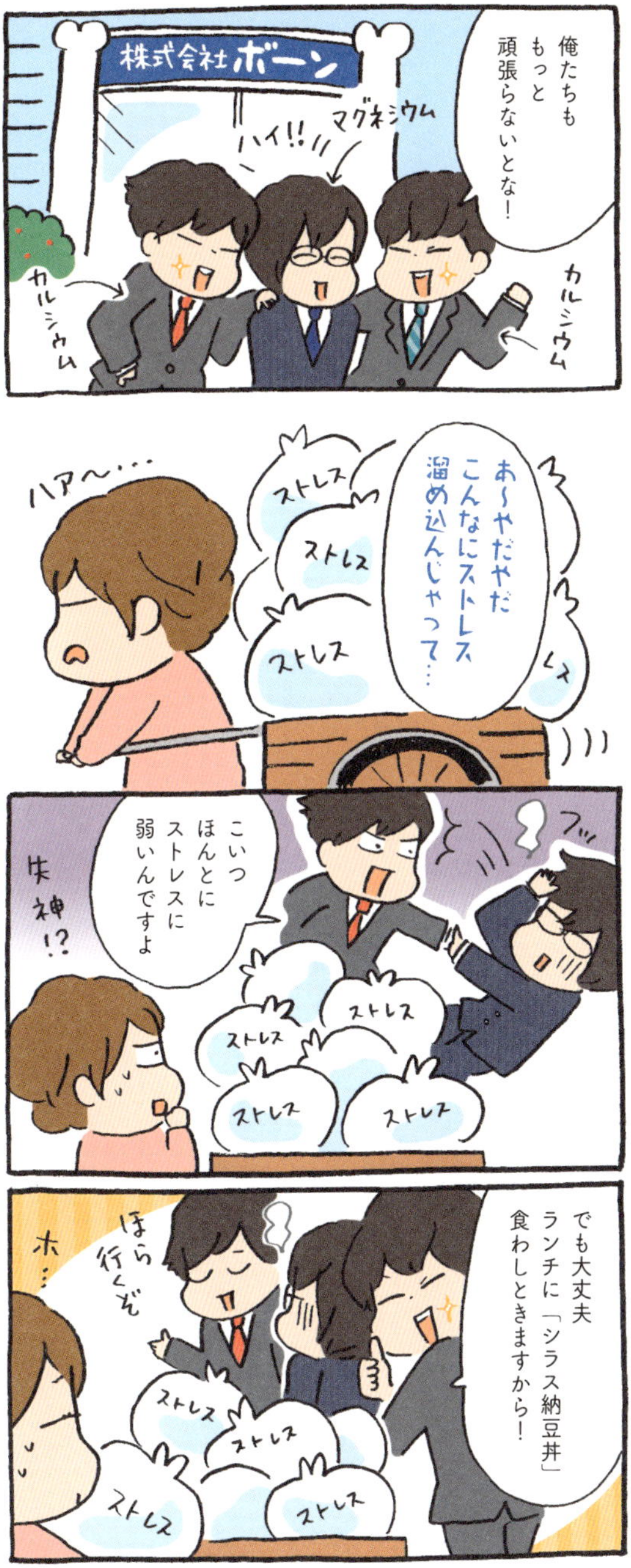

鉄

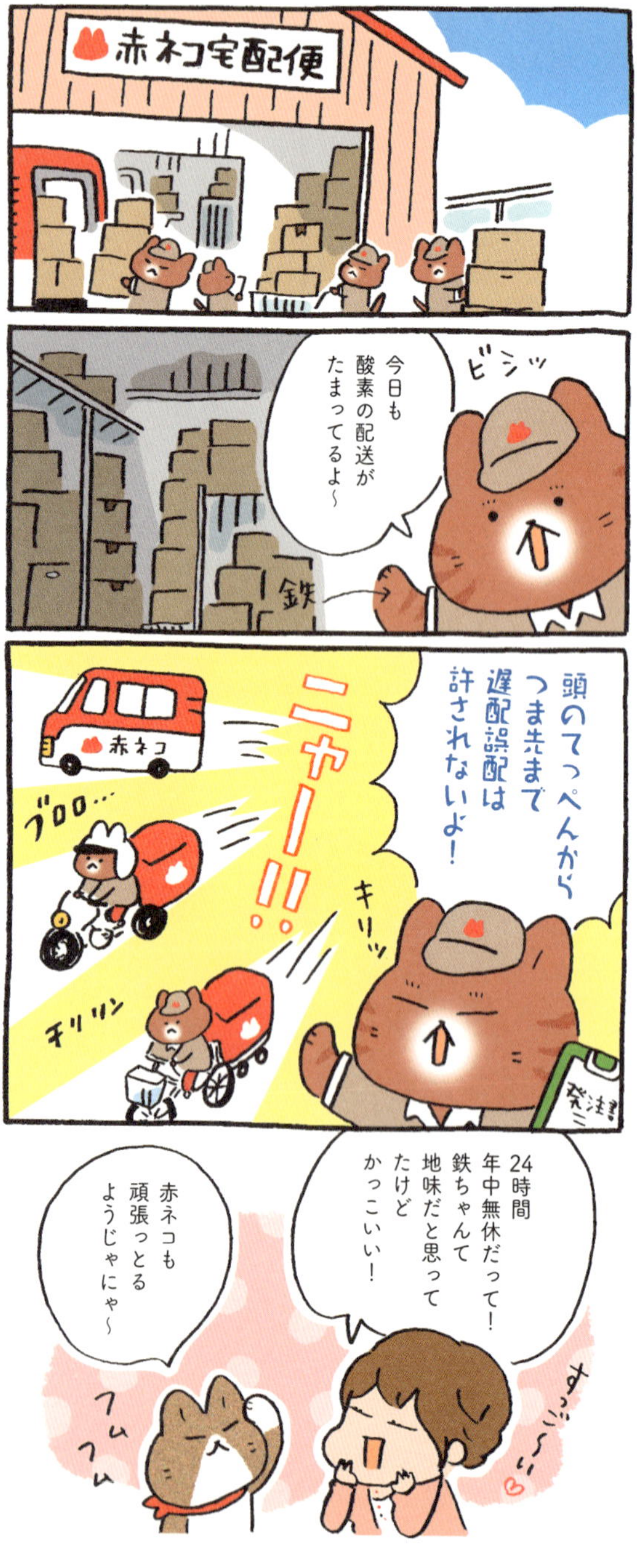

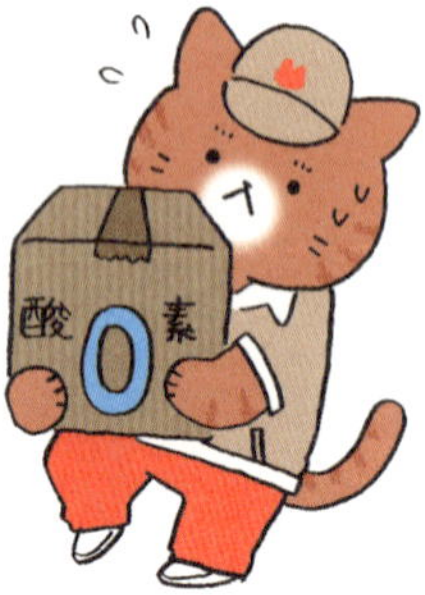

鉄

「赤ネコ宅配便」で働く赤ネコ。酸素の配送を毎日行っている。

赤血球をつくるミネラル

身近にある「鉄」といえば、釘や鉄鍋、鉄のフライパン？　体のなかにも鉄という物質があるなんて、不思議な感じがするよね。でも、大人の人間で約4.2gの鉄を持っているんだって。

鉄は赤血球をつくるミネラルなんだよ。血液の細胞である赤血球の主成分はヘモグロビン。鉄はそのヘモグロビンの材料になるんだね。つまり、簡単にいってしまえば、鉄は血液の成分なんだ。ヘモグロビンは血液の赤い色の元ってわけだが、体内の鉄の65％はそのヘモグロビンと結合して、肺から取り込んだ酸素を全身の細胞に運んでいる。酸素は体のなかでエネルギーをつくるために必要なものだから、鉄がないと困ることになるね。この鉄を「機能鉄」と呼ぶよ。

そして残りの約30％は「貯蔵鉄」として肝臓、骨髄、脾臓で貯蔵されていて、出血などで鉄が失われたときに血中に放出されて、機能鉄として働くんだ。

残りの数％は筋肉の成分と結合して酸素の運搬と貯蔵を行ったり、代謝反応に関わったりしているよ。

鉄が不足すると酸素が全身に行き届かなくなって顔が青白くなったり、鉄欠乏性貧血を起こして、めまいや立ちくらみ、動悸などのほか、集中力の低下、体温調節

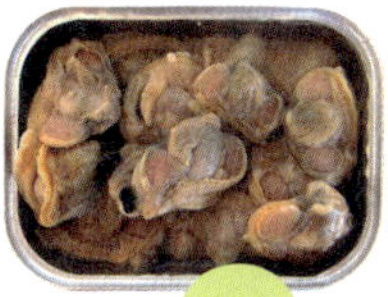

アサリ缶詰水煮　19.3　1/2缶=65g

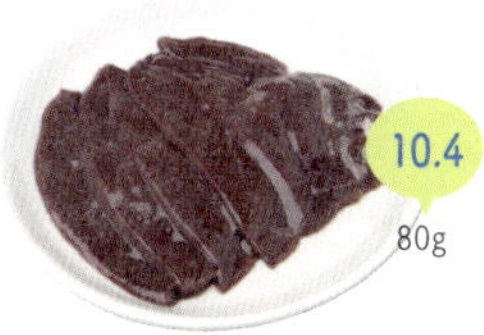

豚レバー　10.4　80g

多く含む食品　1食あたりの含有量（mg）

機能の障害、免疫と感染抵抗力の低下など、体のさまざまな機能に支障をきたすようになるから気をつけたいね。

鉄欠乏性貧血と貧血

よく〝鉄不足＝貧血〟というけれど、貧血といっても、原因によって種類がいろいろあるんだ。鉄欠乏性貧血は名前の通り、鉄が不足することが原因となって起こる貧血のこと。栄養バランスの偏りから鉄の摂取量が不足したり、妊娠や授乳期などでたくさん鉄が使われてしまうと起こるね。

それに対して体内の血液量が少なくて起きるのが貧血。月経などで出血が多くなったり、病気で出血が続いていると起こりやすくなるんだ。

赤血球の寿命は約120日で、寿命がきた赤血球は脾臓で破壊されるんだけど、その破壊された赤血球の鉄は、繰り返し赤血球の合成に再利用される。体内に取り込まれた鉄はほとんど体外に排泄されないらしいぞ。鉄ってエコ栄養素だな。

ただし、体内の鉄量が少ないと当然、貯蔵鉄も不足する。貯蔵鉄が少ない子どもや、とくに女性の場合は月経によって毎月鉄が失われているし、妊娠や出産もある。ただでさえ貧血になりやすいのだから、積極的に摂らなくちゃ！

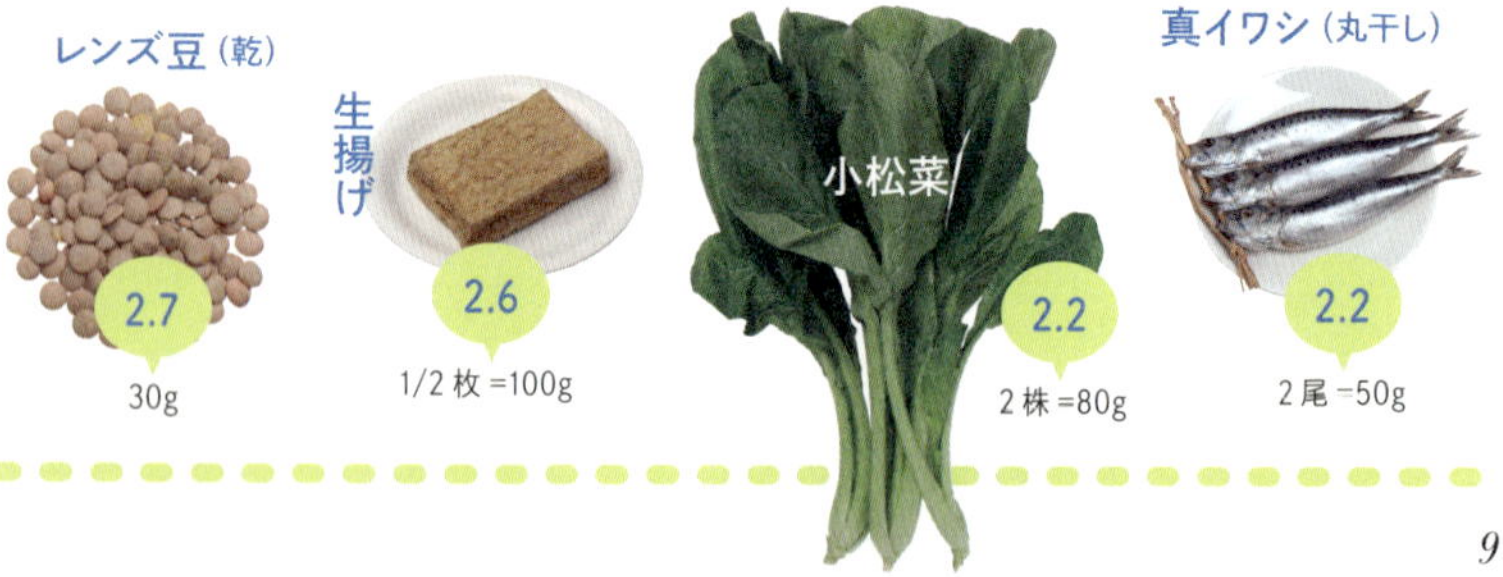
レンズ豆（乾）
2.7
30g
生揚げ
2.6
1/2枚＝100g
小松菜
2.2
2株＝80g
真イワシ（丸干し）
2.2
2尾＝50g

鉄には2種類あって吸収力が違う？

鉄の多い食品といえば、レバーだな。鉄は、動物のレバーや赤身の肉、貝類、小魚などに多く含まれているよ。植物では大豆、ホウレン草、小松菜などだね。それら食品に含まれる鉄は「ヘム鉄」と「非ヘム鉄」に分けられるんだ。その最も大きな違いは吸収力で、ヘム鉄は非ヘム鉄の約5倍も高い。ヘム鉄は動物性食品、とくに赤身肉を食べると効果的。ただ、レバーにはレチノールが多く含まれているため、妊娠中の過剰摂取には注意を。非ヘム鉄は植物性食品、とくに乳製品や卵に多く含まれるよ。吸収力が低いけど、ビタミンCと一緒に摂取すると高くなるぞ。

また、非ヘム鉄を食べるときに、動物の肉や魚肉を一緒に摂ると、非ヘム鉄の吸収が促進されて効率がいいぞ。残念ながら乳製品と卵にはこの効果はないけどな。

ところで〝鉄の女王〟と呼ばれていたヒジキ。これは昔ながらの製法で鉄の釜を使って蒸し煮していた時代のこと。現在はステンレス製の釜を使用することがほとんどで、女王とは呼べないことがわかったんだ。ステンレス性の釜の場合は鉄釜の約9分の1になってしまうらしい。でも栄養バランスのとれた食品であることにかわりはないから、ヒジキを使った料理は食べるようにしたいね。鉄もサプリメントなどで摂り過ぎると活性酸素が発生してしまうので、食事から摂るようにしよう。

牛ヒレステーキ肉

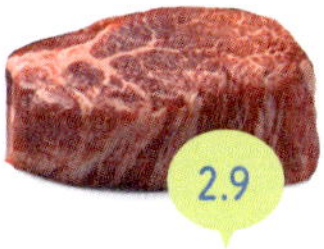

1枚=120g

多く含む食品　1食あたりの含有量（mg）

摂り過ぎると…　通常の食生活において過剰症が起きることはありません。非ヘム鉄剤や無機鉄剤を服用した場合に、胃腸症状や便秘が起こりやすくなります。

ナトリウムと塩素

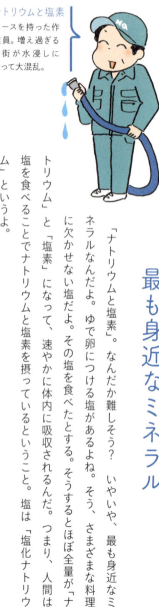

ナトリウムと塩素
ホースを持った作業員。増え過ぎると街が水浸しになって大混乱。

最も身近なミネラル

「ナトリウムと塩素」。なんだか難しそう？ いやいや、最も身近なミネラルなんだよ。ゆで卵につける塩があるよね。そう、さまざまな料理に欠かせない塩だよ。その塩を食べたとする。そうするとほぼ全量が「ナトリウム」と「塩素」になって、速やかに体内に吸収されるんだ。つまり、人間は塩を食べることでナトリウムと塩素を摂っているということ。塩は「塩化ナトリウム」というよ。

汗や涙は少ししょっぱいよね？ 体には塩が含まれているからなんだね。成人の体内には**ナトリウムとして約100g含まれている**よ。

体内に入った塩は、その98％は尿として排泄されるんだが、長期間塩分を摂り過ぎると、むくみや血圧上昇を招いて、生活習慣病を引き起こす原因になる。というのも、**ナトリウムと塩素は体の水分調節を行っている**から。細胞と細胞の間にある細胞間液や、体内を巡る血液の量をコントロールしているよ。〝塩分の摂り過ぎはダメ〟とかなり悪者扱いされているけれど、**人体には欠かせないミネラル**なんだ。

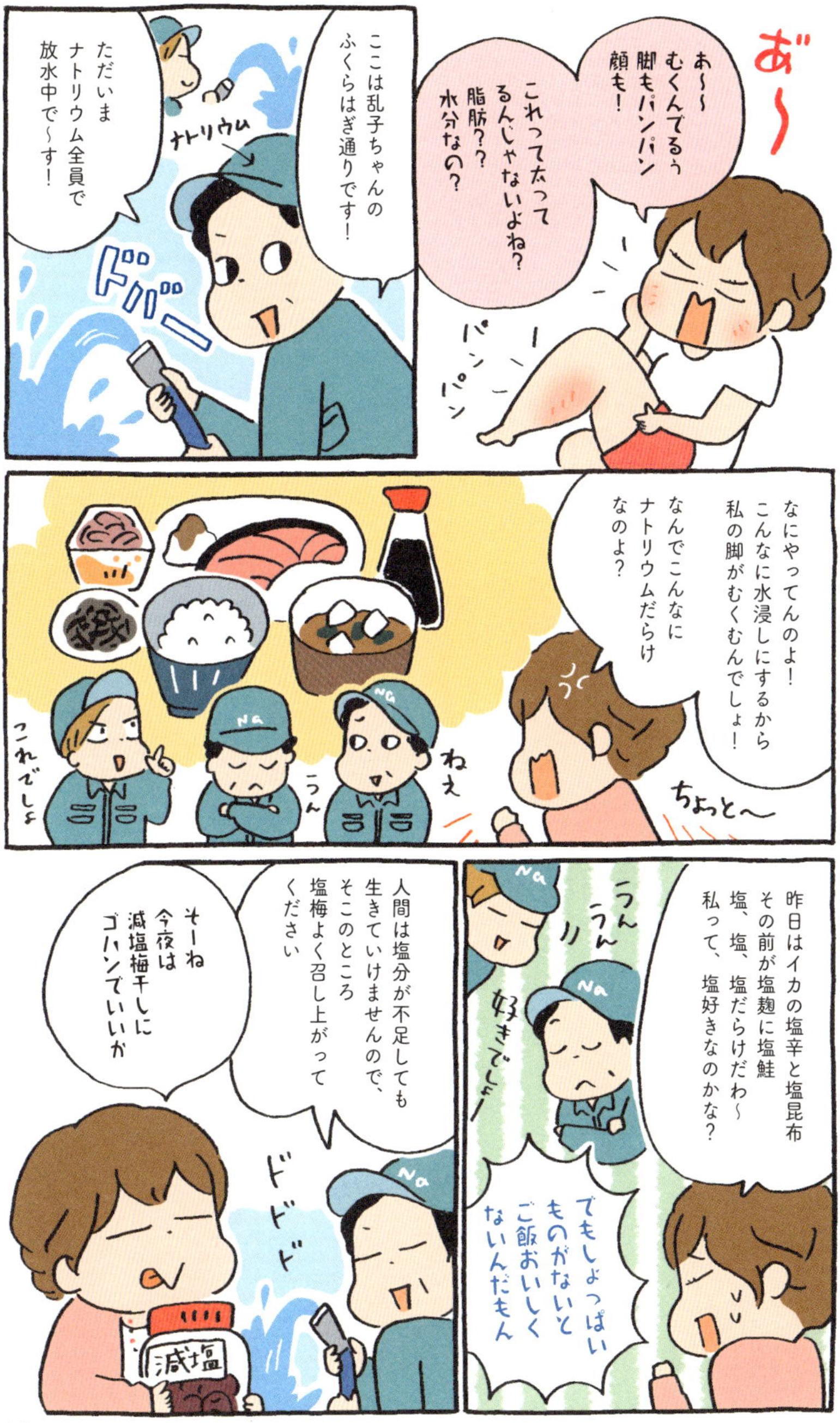
あ〜
あ〜〜 むくんでるぅ 脚もパンパン 顔も!
これって太ってるんじゃないよね? 脂肪?? 水分なの?
パンパン
ここは乱子ちゃんのふくらはぎ通りです!
ナトリウム
ドバー
ただいまナトリウム全員で放水中で〜す!
なにやってんのよ! こんなに水浸しにするから私の脚がむくむんでしょ!
なんでこんなにナトリウムだらけなのよ?
ちょっと〜
ねえ
うん
これでしょ
昨日はイカの塩辛と塩昆布 その前が塩麹に塩鮭 塩、塩、塩だらけだわ〜 私って、塩好きなのかな?
うんうん
好きでしょー
でもしょっぱいものがないとご飯おいしくないんだもん
人間は塩分が不足しても生きていけませんので、そこのところ塩梅よく召し上がってください
ドドド
そーね 今夜は減塩梅干しにゴハンでいいか
減塩

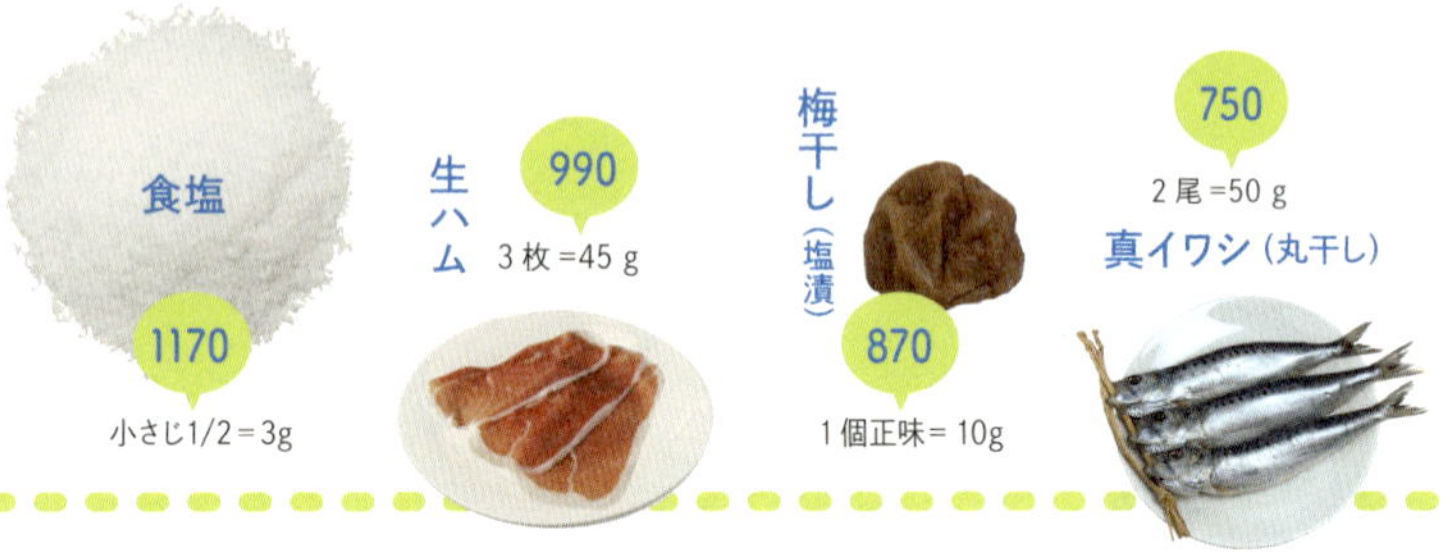
食塩
1170
小さじ1/2＝3g
生ハム
990
3枚＝45g
梅干し（塩漬）
870
1個正味＝10g
750
2尾＝50g
真イワシ（丸干し）

いい〝塩梅〟が料理をおいしくする

ナトリウムと塩素を体に摂ることができる塩。日本で使うようになったのは三千年ほど前、縄文時代末期といわれているよ。狩猟をして暮らしていたころは、肉食動物から主に塩を摂っていたけど、農耕が始まり、主食が米やヒエなどの植物になったことで、体の塩分不足が起きたんだろうな。いまや、塩は立派な調味料。

調味料といえば、料理用語で〝さしすせそ〟は聞いたことがあるよね？ さしすせそは〝砂糖、塩、酢、醤油、味噌〟。料理、とくに和風料理をするときの調味料の加え方順だ。いつも食べている料理はこれら基本の調味料で味つけされていて、しょっぱいと感じる味を担当しているのが塩だね。醤油、味噌にも含まれているよ。また、塩は味つけだけでなく、素材のうまみや甘み、水分を引き出したり、腐敗防止、酸化防止など調理に役立つ働きもいっぱい持っている。塩ゆでや塩もみ、魚を焼くときのふり塩など料理の下処理でもよく使うし、じつにいろいろな形で塩には世話になっているんだな。

〝料理上手は塩上手〟といわれるほど、塩加減は微妙なものだ。塩が強過ぎるのも少な過ぎるのもダメ。いい〝塩梅〟をめざしたいね。そうすれば料理がおいしくなるだけでなく、体の具合もほどよく、いい健康状態が保てるってわけだな。

ナトリウムは高血圧の敵？

ナトリウムは水分調節のほかにpH《ペーハー》の調節もしているんだ。人体のpHとは体のなかの水分の性質がアルカリ性か、酸性のどちらに傾いているかを示す。人体の基本は弱アルカリ性で、強い酸性に傾くと呼吸困難になってしまう。これを細かく調整する役目も担っているんだよ。

ところで塩分を摂り過ぎるとどうなるか。血液など体液の濃度が濃くなって、一定の濃さに保つために、体が水分を欲するんだ。ほら、しょっぱいラーメンを食べた後は水が欲しくなるだろう？　そうすると体液の量が増えて血圧が高くなり、さらに体液を尿として排泄する機能を持つ腎臓にも負担がかかるんだね。結果的に、むくみや高血圧、腎臓病、心臓病を引き起こすことになるんだ。とくに高血圧の人は塩漬け、塩を使った発酵食品、濃い味のもの、外食をなるべく避けよう。塩を減らして、酢やレモン汁の酸味で味つけするのもいいぞ。

逆に塩分が不足するとどうなるかというと、激しい運動をして大量の汗をかいたときのことを思い浮かべてごらん。脱水症状（口の渇き、吐き気、頭痛など）、食欲不振、立ちくらみが起きたりするよ。

上手に塩を取り入れ、いろいろな食材を均等に食べるのがいちばんだね。

摂り過ぎると…
一般的な食生活では摂り過ぎる傾向にあります。ナトリウムの過剰摂取は高血圧などの生活習慣病の原因となるほか、胃ガンのリスクも高めるといわれています。

多く含む食品　1食あたりの含有量（mg）

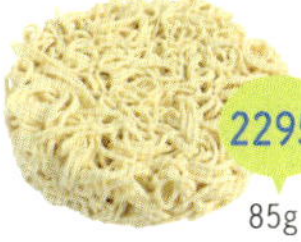

即席中華めん（非油揚げ）
2295
85g

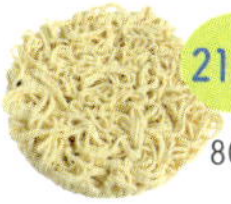

中華スタイル即席カップめん（油揚げ）
2160
80g

カリウム

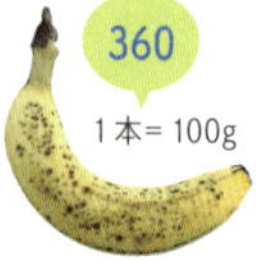

バナナ 360 1本＝100g

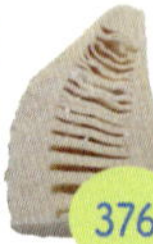

たけのこ（ゆで） 376 80g

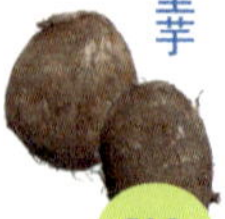

里芋 512 2個正味＝80g

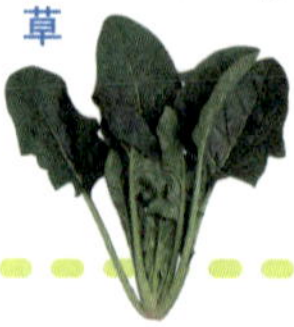

ホウレン草 621 1/4束＝90g

多く含む食品　1食あたりの含有量（mg）

塩分の摂り過ぎならカリウムを

乱子に限らず、むくみに悩まされる人は多いんじゃないかな？　原因はさまざまだが、塩分や水分の摂り過ぎでむくんでいるのだとしたら、カリウムが力になってくれるかもしれないぞ。

カリウムには、体内の余分な水分を排出してくれる働きがあるんだ。水分を増やすナトリウムとは、逆の性質を持っていると考えればいいね。人間の細胞には、細胞内に入ってきたナトリウムを汲み出し、カリウムを取り込むことによってバランスを保つ機能がある。これを「ナトリウム・カリウムポンプ」といって、体内の水分量を一定に保ったり、それによって血圧を調整したりしているよ。ほかにも、神経伝達や筋肉の収縮、ホルモン生成、浸透圧の調整などなど……色々なことに関わっているが、とにかく人間にとってかなり重要な機能だっていうことだ。

互いに作用しているから、カリウムとナトリウムはバランス良く摂取することが大切。ただ、現代の食生活ではナトリウムを摂り過ぎる傾向にあるから、カリウム

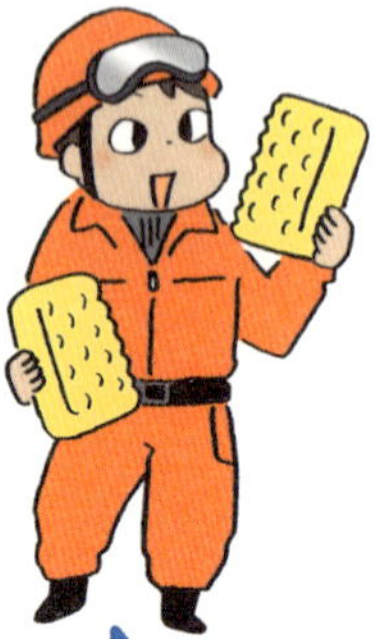

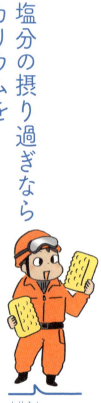

カリウム
ナトリウムが増やし過ぎた水をスポンジとバケツで排水するレスキュー隊。

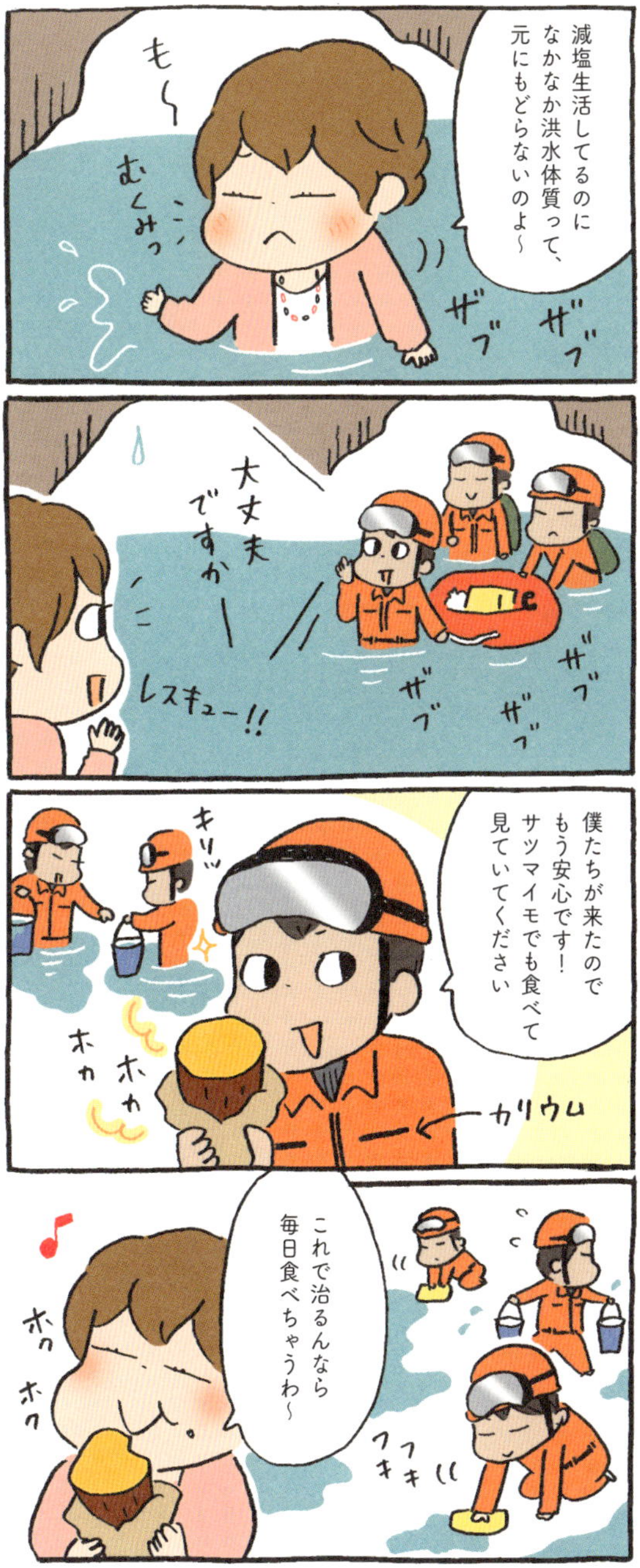
減塩生活してるのに
なかなか洪水体質って、
元にもどらないのよ〜
も〜
むくみっ
ザブ
ザブ
大丈夫ですかー
レスキュー!!
ザブ
ザブ
ザブ
ザブ
僕たちが来たので
もう安心です!
サツマイモでも食べて
見ていてください
キリッ
ホカ
ホカ
カリウム
これで治るんなら
毎日食べちゃうわ〜
ホク
ホク
フキ
フキ

摂り方の注意 腎機能障害がある場合は、カリウムの摂取によって高カリウム血症を起こす危険性があるため、カリウムの摂取を制限する必要があります。

は意識して摂取するようにするといいね。健康な人は摂り過ぎても尿中に排泄されるから、過剰摂取で心配することはないよ。イモ類や野菜、果物に多く含まれるが、調理で煮汁に溶け出しやすいから汁ごと食べられる料理がおすすめだ。もちろん、生のままでもいい。塩分が高くなりやすい味噌汁などは、カリウムの多い野菜をたっぷり入れてバランスを取りたいね。

リン

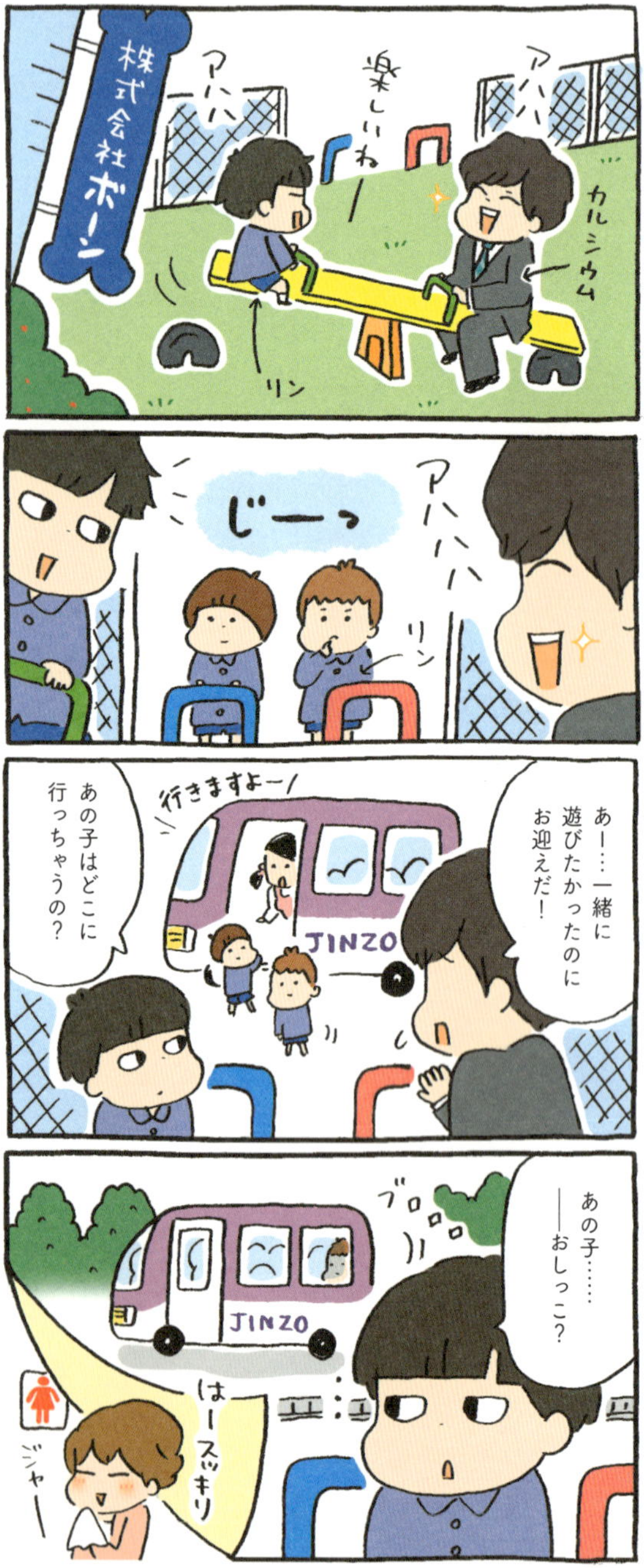

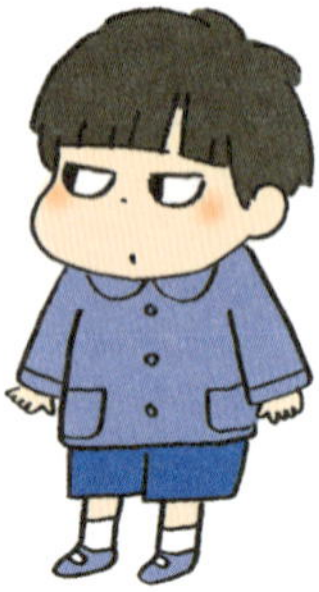

リン

いたずらな小さな子ども。カルシウム1人に対してリン1人でしか働けない。

カルシウムとのバランスが大切

「リン」は骨や歯の材料となり、強く丈夫な体のために頑張って働いているよ。成人の体内に約780g含まれていて、その約85%は骨や歯の構成成分としてカルシウムとともに存在している。体内のリンの量は、尿への排泄によってバランスをとっているんだね。腎臓が働かない状態ではリンの排泄がうまくいかないので、高リン血症を引き起こすことになるぞ。ほかにもエネルギーづくりに関わったり、細胞膜で働いたり、脳や神経がきちんと働くようにバックアップしたりしているよ。リンを多く含む食品は肉や魚、大豆などのタンパク質だ。体によく吸収される比率は、リンとカルシウムが1対1といわれているぞ。

さまざまな食べ物に広く含まれているから足りなくなることはあまりないけど、不足すると血液のなかの量が少なくなって神経の病気になる可能性があるよ。

それより、心配なのは過剰摂取。インスタント食品や清涼飲料水に使われているから、摂り過ぎてしまうんだ。そうすると、カルシウムや鉄の吸収が悪くなって、骨粗鬆症になったり、腎臓病になったりする。リンとカルシウムをバランスよく、同量に摂取したいのに、リンを摂り過ぎる傾向にあるので、鉄を吸収したい貧血の人、骨の成長が重要な10代、骨量が不足しやすい高齢者は、とくに注意して。

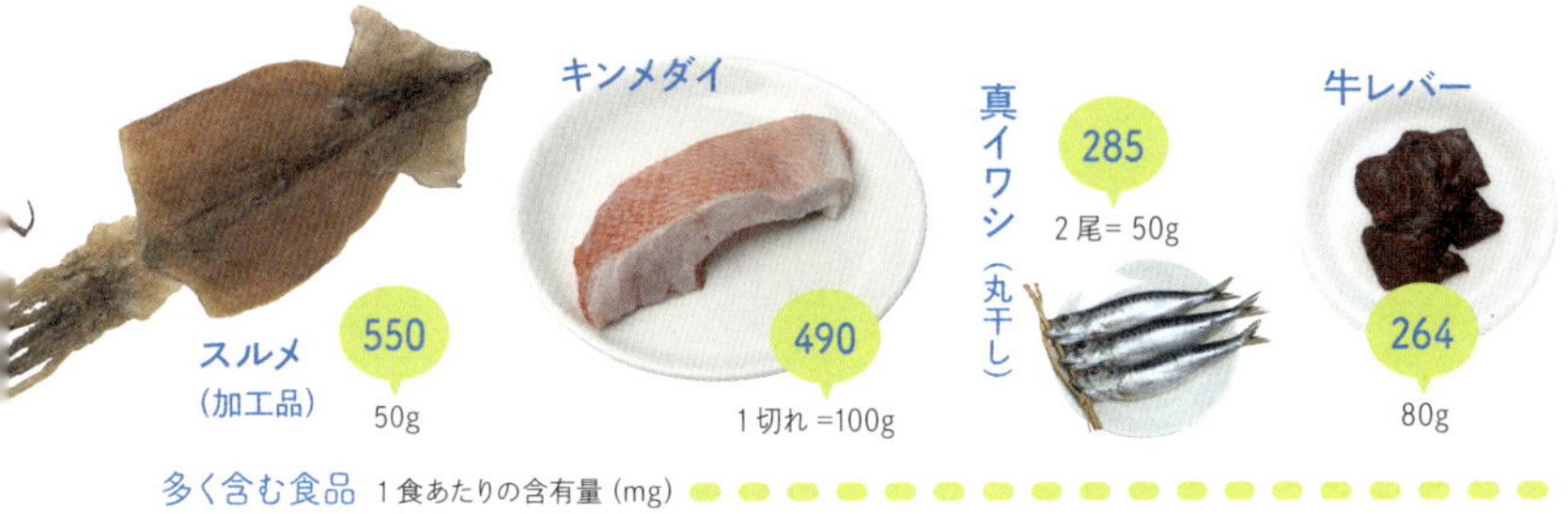
スルメ（加工品）
550
50g
キンメダイ
490
1切れ =100g
真イワシ（丸干し）
285
2尾= 50g
牛レバー
264
80g

多く含む食品 1食あたりの含有量（mg）

亜鉛

豚レバー

5.5

80g

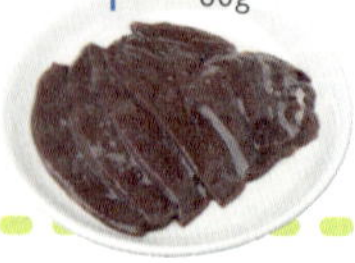

カキ

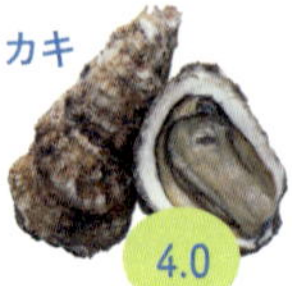

4.0

2個正味＝30g

牛ひき肉

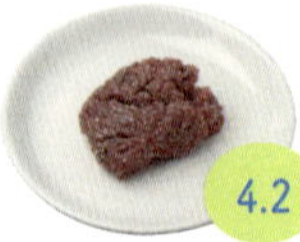

4.2

80g

多く含む食品 1食あたりの含有量（mg）

“おいしい”を感じるためのミネラル

鉄と同様、体のなかにこんな物質が存在しているんだなあと思わせる「亜鉛」。95%以上は細胞内にあり、100種類以上の亜鉛含有酵素として働いているんだって。成人の体内には約2.3g含まれているよ。新しい細胞をつくるために必要な酵素の成分で、新陳代謝を活発にしたり、エネルギーをつくり出したり、ウイルスから身体を守っているんだ。それに、亜鉛は舌の表面の味蕾《みらい》にある細胞をつくる働きもしているよ。辞書によると、味蕾とは「脊椎動物の味覚の受容器。舌の上面に存在する、味細胞と支持細胞からなる花の蕾《つぼみ》状の微小な器官。人では約1万個あるといわれ、甘・酸・苦・塩の味をそれぞれ別個の味蕾が受容する」そうだ。その細胞は約2週間のサイクルでつくりかえられているというのだから驚きだね。亜鉛が不足すると味覚異常、食欲不振、成長障害、皮膚炎などを引き起こしてしまうよ。大好きなものを食べて「おいしい〜！」と感じなくなるほど悲しいものはないからな。味がわかりづらくなると濃い味を好むようになるから体にも悪いってもんだ。

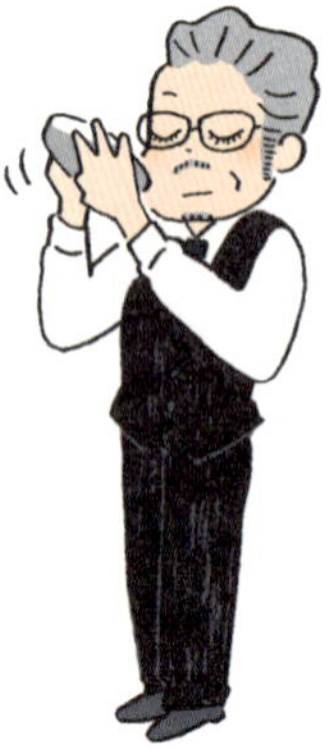

亜鉛

色男バーテンダー。味覚が敏感で、おいしいものを知っている。

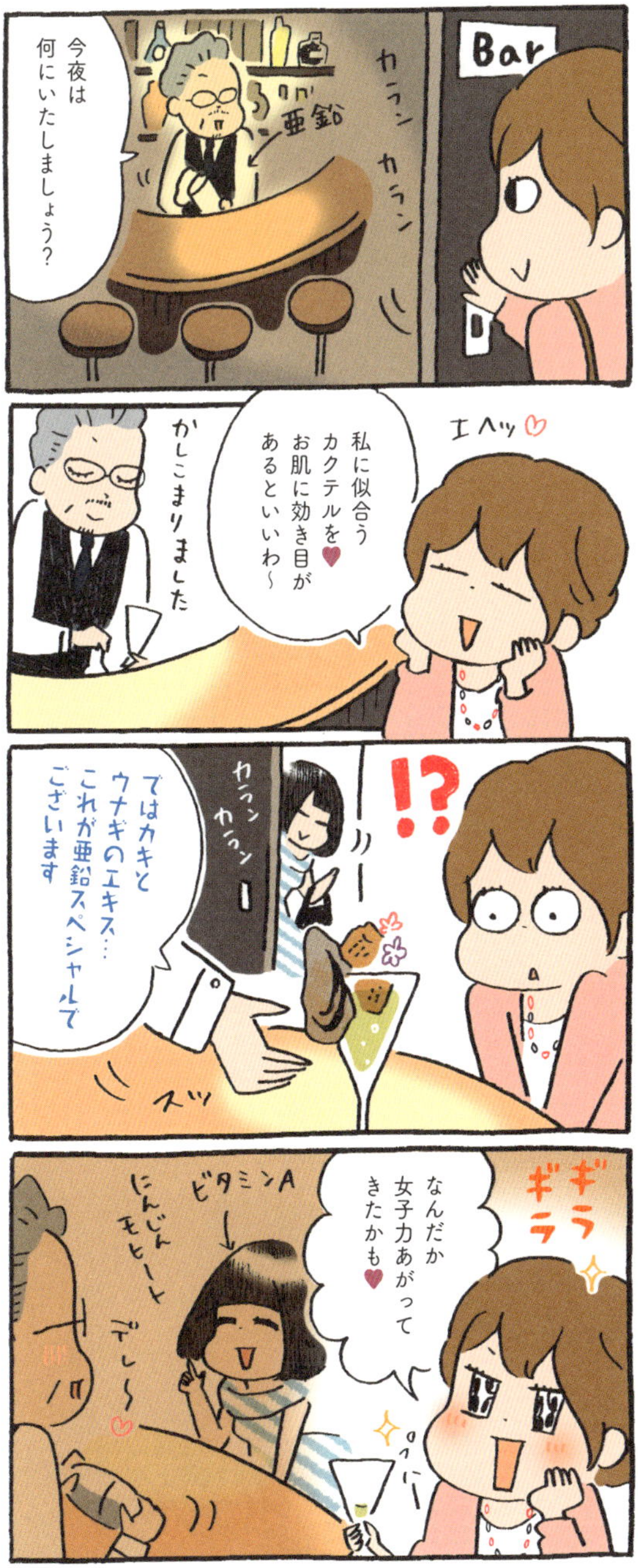
Bar
カラン
カラン
亜鉛
今夜は何にいたしましょう?
エヘッ♡
私に似合うカクテルを♥お肌に効き目があるといいわ~
かしこまりました
!?
カラン
カラン
ではカキとウナギのエキス…これが亜鉛スペシャルでございます
スッ
ギラ
ギラ
なんだか女子力あがってきたかも♥
ビタミンA
にんじんモヒート
デレ~

摂り過ぎると…　長期的な大量の亜鉛摂取は、銅の吸収阻害による貧血や、胃部不快感を引き起こします。

また、男性ホルモンや女性ホルモンが活発につくられるように働くのも、亜鉛の仕事。不足すると抜け毛にカサカサ肌、そして物忘れがひどくなる。肉やカキなどの魚介、種実、穀類などに多く含まれているよ。ビタミンAと一緒に摂れば働きがアップすることも覚えておこう。

硫黄

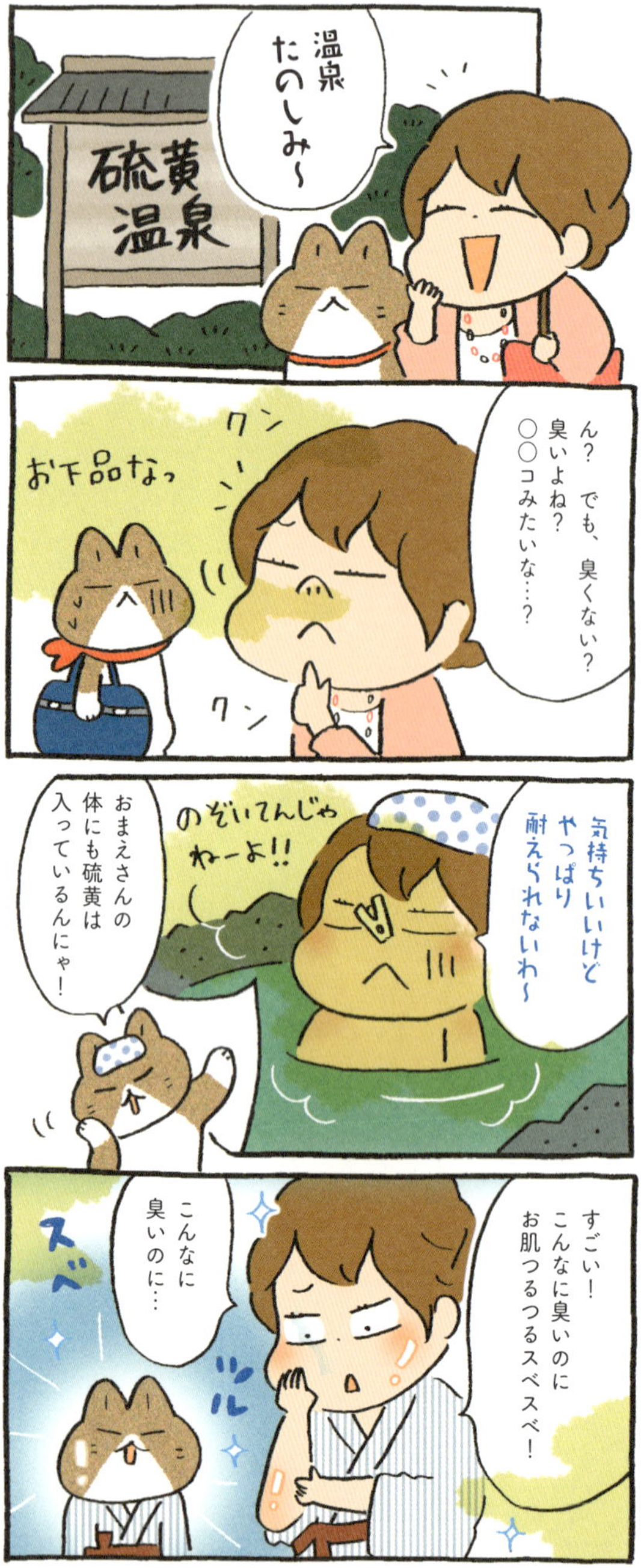

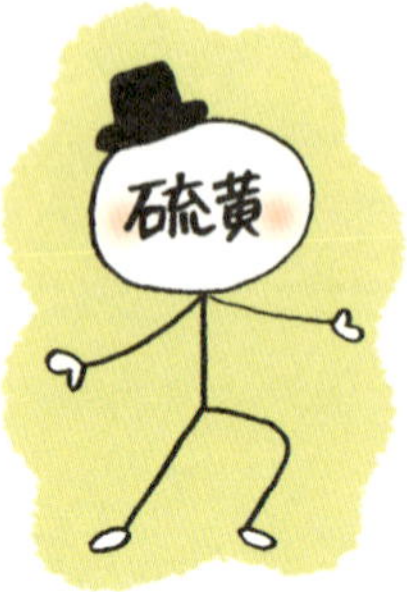

硫黄

あらゆる場所に存在するが、小さ過ぎて見えない。独特のニオイを発する。

タンパク質から摂取される

硫黄？　硫黄温泉？　行きたいなあ。って確かにあの「硫黄」なんだが、体を構成するのに不可欠な必須ミネラルの一つなんだよ。大部分は食品からタンパク質として摂取されるぞ。硫黄は体内で単独で存在することはなくてメチオニンやシステインなど含硫アミノ酸の成分として吸収されるんだ。含硫アミノ酸は爪、髪の毛、皮膚、軟骨の材料になり、不足すると爪がもろくなる、髪が抜ける、皮膚炎、シミができる、関節が弱る、などの症状を引き起こすことがあるよ。ビタミンB_1やパントテン酸と結合して補酵素となり、糖質や脂質の代謝もサポートしているんだ。

また、硫黄には解毒作用があり、有害ミネラルの蓄積を防ぐので、ニキビや水虫などにも効果が期待されているね。過剰摂取になることはほぼないけれど、サプリメントの多量摂取によっては動脈硬化、嘔吐、めまい、白血球の増加などが起こることもあるから気をつけよう。

硫黄が多く含まれる食品は鶏卵や肉類、魚介類などの動物性タンパク質。牛乳、小麦などにも。タンパク質を普通に摂っていれば必要量を摂ることができるため、「日本人の食事摂取基準」に硫黄の項目はないんだ。肉類を食べるときは、ホウレン草、ブロッコリー、玉ネギなどの野菜類を組み合わせると効率よく摂れるよ。

Check point

大人ニキビには逆効果！？

硫黄には皮脂を抑制する効果があるため思春期ニキビには効果がありますが、大人ニキビには逆効果になるかもしれません。肌が乾燥して、かえって盛んに皮脂を分泌し、毛穴づまりの原因となるのです。

銅

鉄の働きをサポート

「銅」というと10円玉？　まあ、正確には10円玉は銅95％に亜鉛、錫《すず》を足した青銅なんだがね。

銅は体内に約72㎎含まれているよ。10円玉の重さは4.5gだから、微量ってことがなんとなく想像つくかな。摂取した銅のほとんどは小腸で吸収され、肝臓に運ばれて貯蔵される。そして肝臓でセルロプラスミンという銅結合タンパク質に合成されて、体の各組織へ運ばれていくんだ。大部分は胆汁とともに小腸に分泌されて便に混じって排泄されるよ。

銅の主な働きは、鉄が赤血球のヘモグロビンの材料になるためのサポート役。銅がタンパク質にくっつくと、タンパク質は鉄を体の隅々に運ぶことができるようになるんだな。また、銅は生活習慣病の原因となる活性酸素を抑える抗酸化酵素の補酵素としても働いているよ。

銅を多く含む食品は牛、豚、鶏などのレバーや魚介類。植物性の食品には、ほと

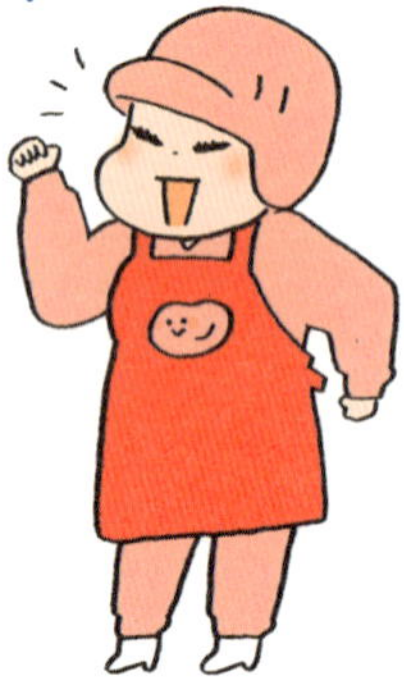

銅

血液工場で働く作業員。血液をつくるお手伝いをしている。

シャコ

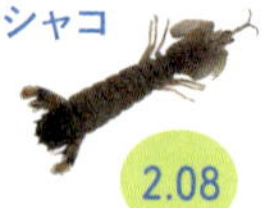

2.08

2尾=60g

イイダコ

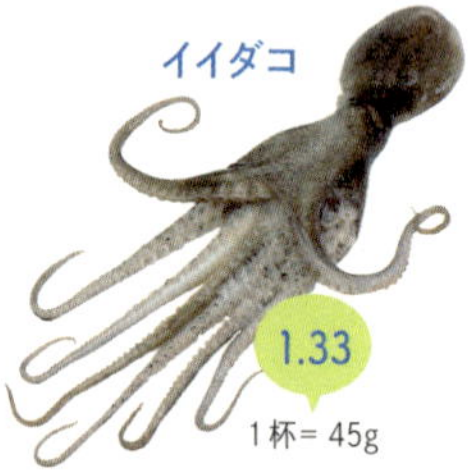

1.33

1杯= 45g

ホタルイカ

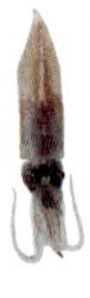

1.03

3杯=30g

多く含む食品　1食あたりの含有量（mg）

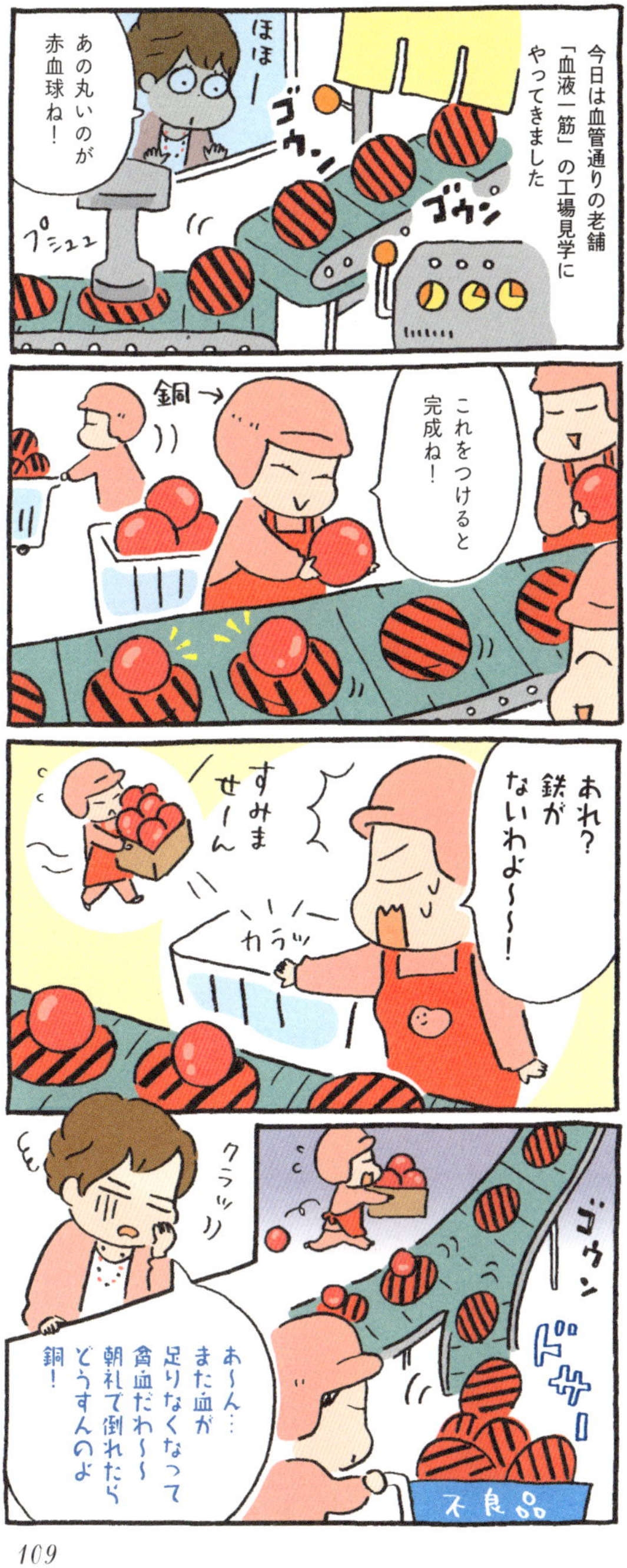
今日は血管通りの老舗「血液一筋」の工場見学にやってきました
ほほー
ゴウン
ゴウン
あの丸いのが赤血球ね!
プシュー
これをつけると完成ね!
銅→
あれ?鉄がないわよ~~!
すみませーん
カラッ
クラッ
ゴウン
ドサー
あ~ん…また血が足りなくなって貧血だわ~~朝礼で倒れたらどうすんのよ銅!
不良品

んど含まれていない。微量ミネラルなので通常の食生活で不足することもないし、食べ物でたくさん摂ってもそのまま排泄されるので過剰症の心配もないかな。でも不足すると、全身に酸素を運ぶ量が少なくなって、**貧血やめまいを起こしやすくなる**よ。血管や骨をしなやかにする働きもあるから、もろくなって動脈硬化や骨粗鬆症になることもあるんだ。女性や貧血気味の人は、とくに気にかけよう。

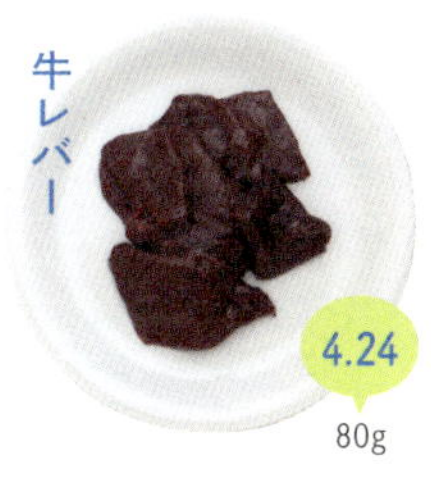
牛レバー
4.24
80g

ヨウ素

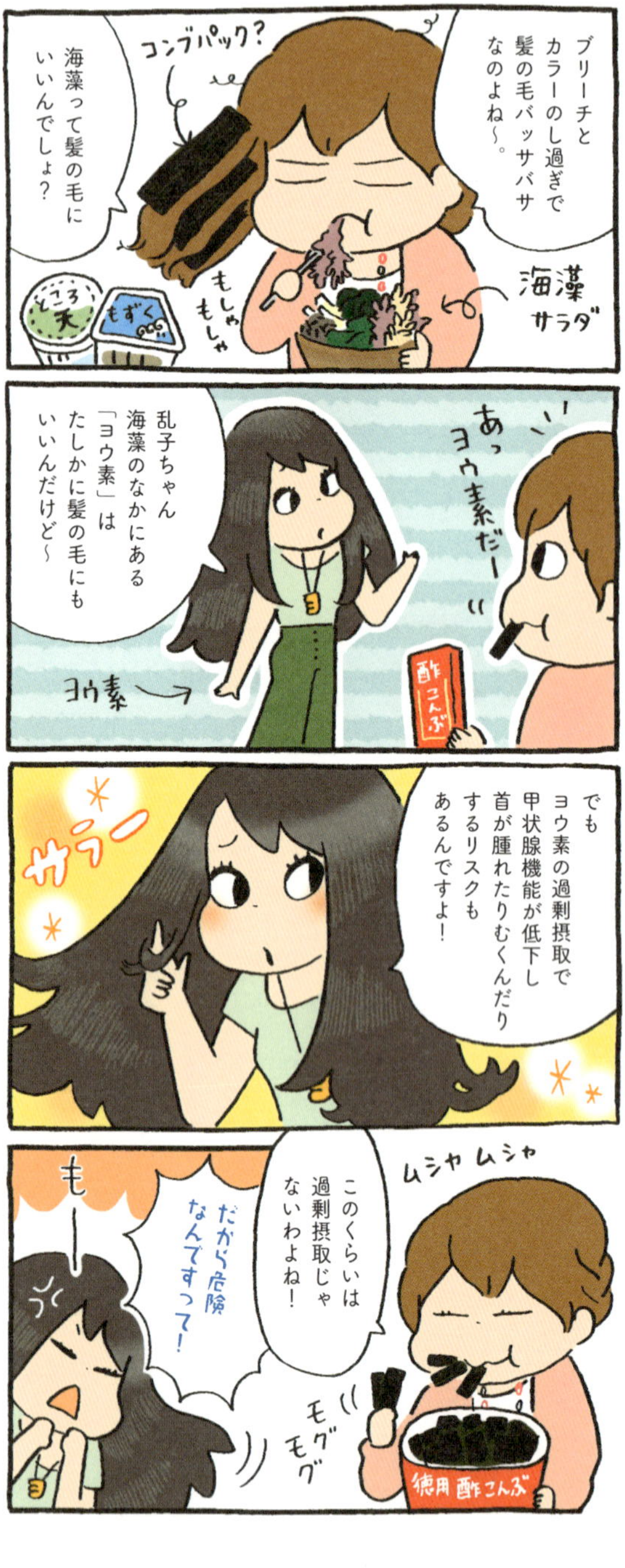

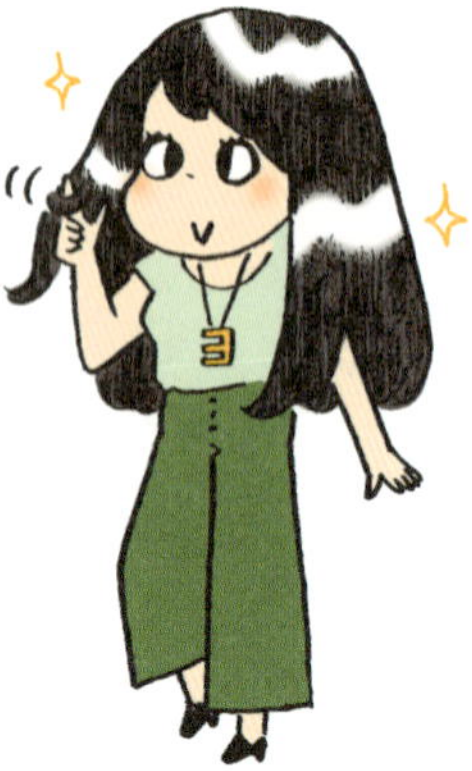

ヨウ素

黒髪がきれいでサラサラのロングヘアが素敵なお姉さん。

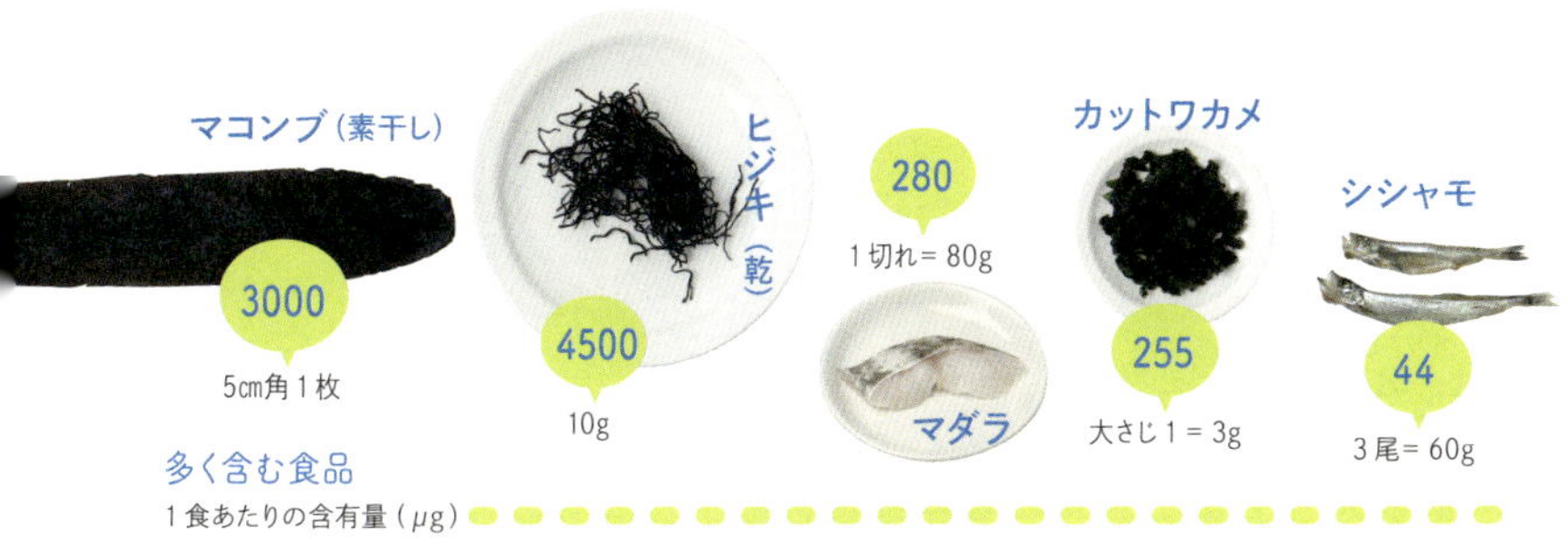
マコンブ（素干し）
3000
5㎝角1枚
ヒジキ（乾）
4500
10g
280
1切れ＝80g
マダラ
カットワカメ
255
大さじ1＝3g
シシャモ
44
3尾＝60g
多く含む食品
1食あたりの含有量（μg）

きれいな髪をサポート

「甲状腺」は、のど仏の下部あたりにあって甲状腺ホルモンを分泌している臓器だ。「ヨウ素」はその甲状腺ホルモンの材料で、「ヨード」と呼ばれることもあるよ。成人の体内に約13㎎含まれていて、大部分は甲状腺に存在しているんだ。食べ物に含まれるヨウ素の吸収力は高く、摂取量のほぼ全量が体内に吸収されて甲状腺に運ばれ、ほぼ全量が尿中に排泄されるよ。

ヨウ素が材料となっている甲状腺ホルモンは全身の細胞の新陳代謝を促進しているんだ。美しいサラサラヘアを保ったり、成長期の子どもの発育、エネルギーづくり、体温の調節、脳や心臓、腎臓の働きの活性化をサポートしているよ。

でも、コンブを毎日たくさん食べ続けるなどしてヨウ素を摂り過ぎると、甲状腺にトラブルが生じる危険性もあるんだ。甲状腺機能低下や甲状腺腫になることもあるというよ。

必ずしもヨウ素の大量摂取が病気の原因とは限らないけれど、甲状腺の腫れが気になったら、医師に診てもらおう。

ヨウ素は海水中に多く存在するため、海産物や魚介類に含まれているんだ。髪の毛にいいとされている、コンブやワカメにも多く含まれているよ。

セレン

毒素から若々しい体を守る

「セレン」という言葉にあまりなじみがないかもしれんが、細胞の老化を予防する、うれしい働きを持っているミネラルの一つだよ。老化の原因となる過酸化酵素をとり除く、グルタチオンペルオキシダーゼという酵素の構成成分になるんだね。

成人の体内に約13mg含まれていて、小腸上部から吸収され、尿中への排泄量によって調節されているんだ。

シワや白髪が増えたり、血管がもろくなって病気になったときにグルタチオンペルオキシダーゼがフル活動で活性酸素を除き、老化を防ぐよ。

また、セレンはイオウ、ヒ素、カドミウム、水銀などと拮抗作用を示し、毒素から若々しい体を守る力もあるよ。近年は免疫機能の強化や、感染症、ガンを防ぐ効果が期待できると注目されているんだ。

セレンは日本の土壌中に適度に含まれているので、通常の食事では欠乏症の心配はいらないな。食品中ではタンパク質に結合していて、アンコウの肝、タラコ、カ

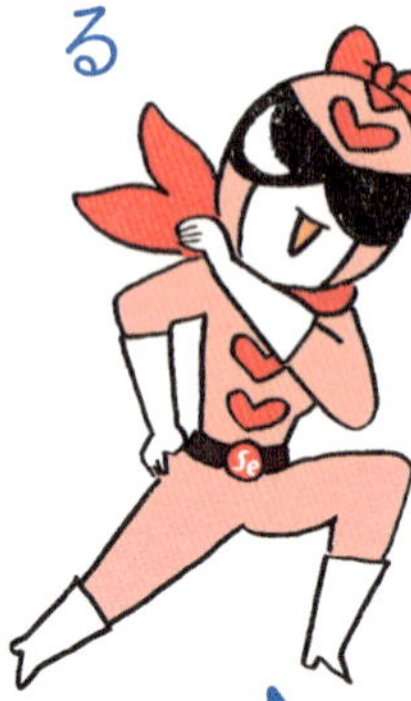

セレン

正義感の強い少女。体内にいる毒素と戦うが自分も消耗してしまう。

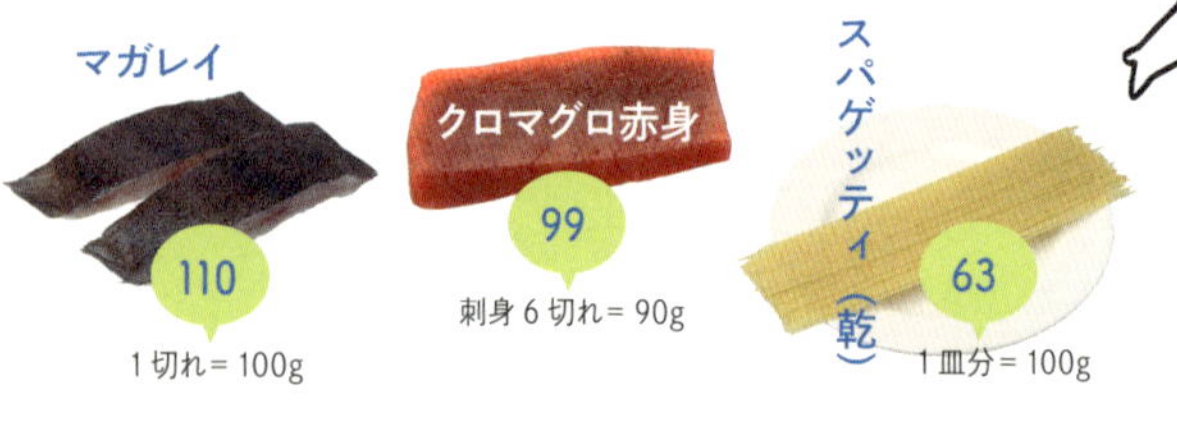
マガレイ
110
1切れ＝100g
クロマグロ赤身
99
刺身6切れ＝90g
スパゲッティ（乾）
63
1皿分＝100g

多く含む食品　1食あたりの含有量（μg）

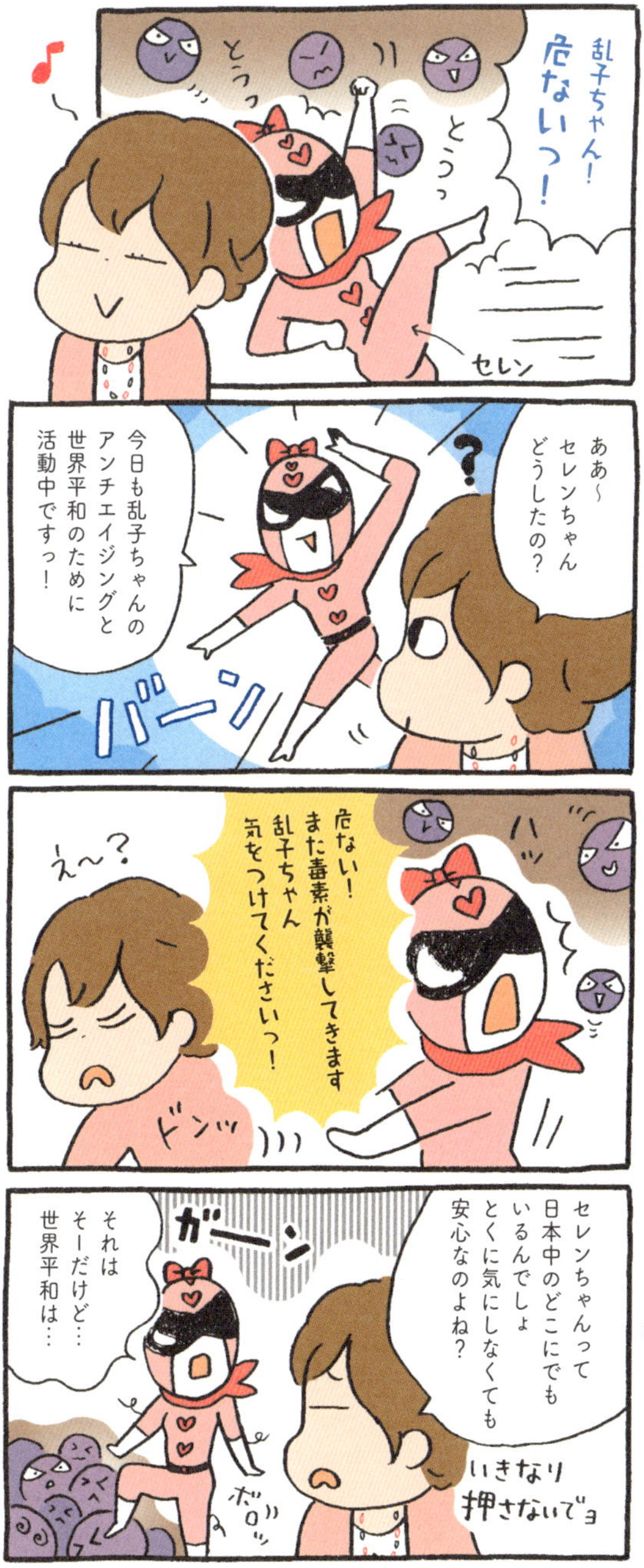
乱子ちゃん! 危ないっ!
とうっ
とうっ
セレン
ああ〜 セレンちゃん どうしたの?
?
今日も乱子ちゃんのアンチエイジングと世界平和のために活動中ですっ!
バーン
ハッ
危ない! また毒素が襲撃してきます 乱子ちゃん 気をつけてくださいっ!
え〜?
ドンッ
セレンちゃんって日本中のどこにでもいるんでしょ とくに気にしなくても安心なのよね?
ガーン
それは そーだけど… 世界平和は…
いきなり押さないでョ
ボロッ

ツオ、クロマグロ、ズワイガニなどの魚介類や豚レバー、卵、レンズ豆などに豊富に含まれているよ。老化防止の力を持っているビタミンCやビタミンEなどの栄養素と一緒に摂取すると抗酸化作用の効果も倍増するってもんだな。

摂取量が多くなるということはほぼないけれど、摂り過ぎると脱毛や爪の変形、免疫機能の低下につながるよ。サプリメントの摂取には気をつけたほうがいいぞ。

摂り過ぎると… 土壌のセレン濃度の高い地域では脱毛や爪の変形などの慢性セレン中毒症状が見られます。日本では過剰症が生じる可能性はほとんどありません。

マンガン

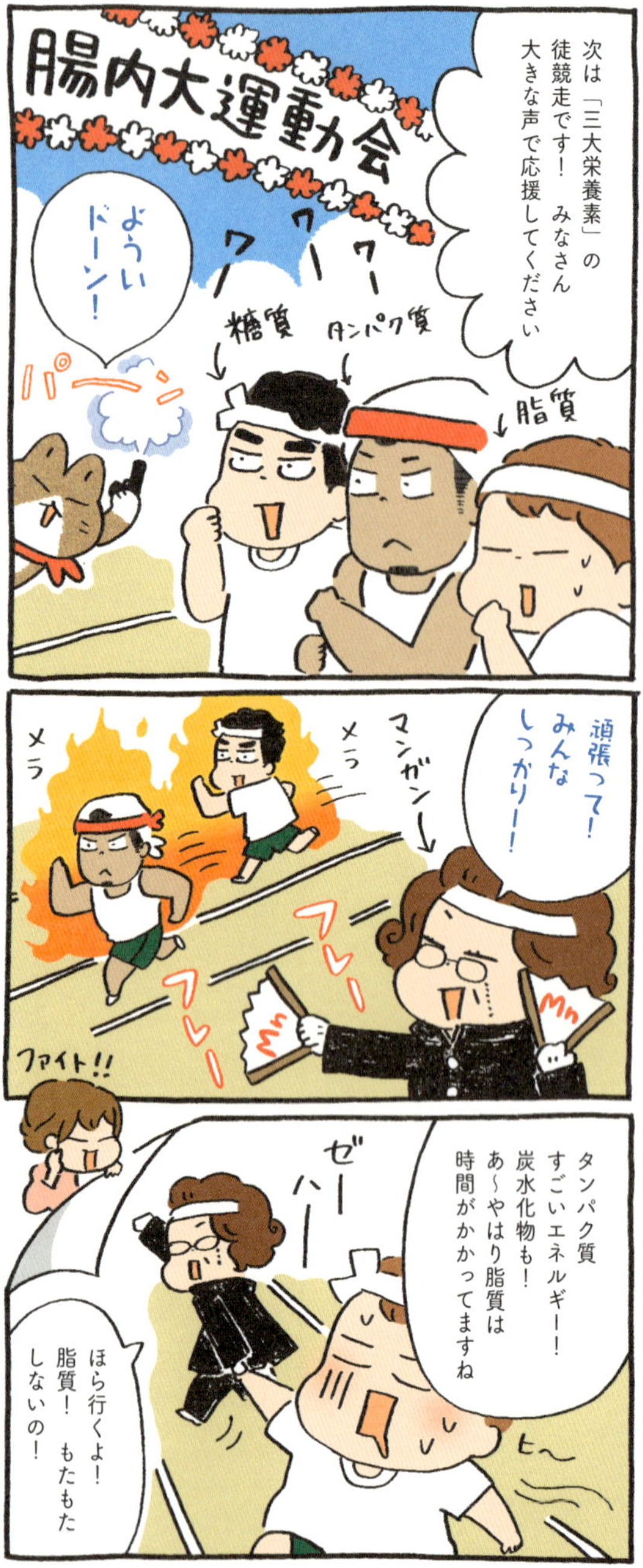

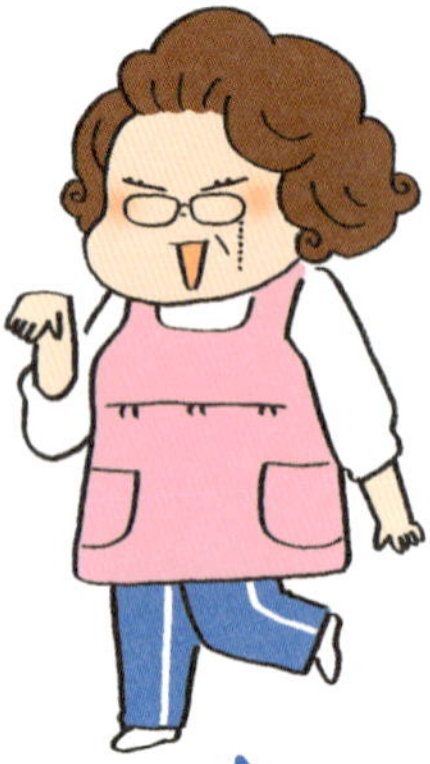

マンガン

おせっかい気質のおばちゃん。保育士さんをしていて、町内大運動会では応援団長を任されている。

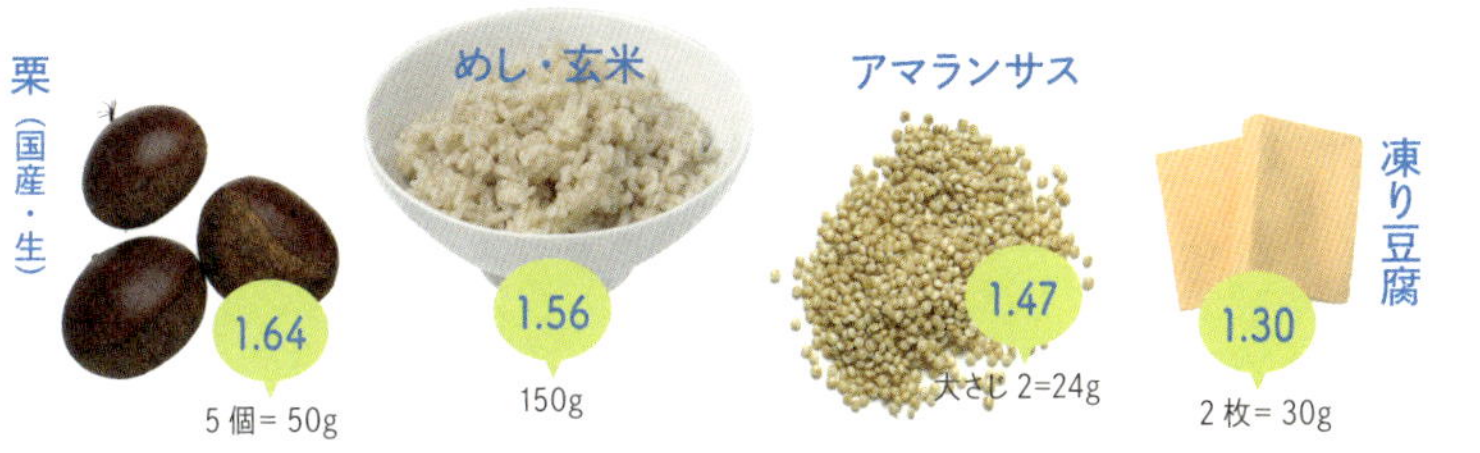
栗（国産・生）
1.64
5個=50g
めし・玄米
1.56
150g
アマランサス
1.47
大さじ2=24g
凍り豆腐
1.30
2枚=30g

多く含む食品 1食あたりの含有量（mg）

愛情ミネラルと呼ばれる

「マンガン」は肝臓、膵臓、腎臓、髪の毛など体内の組織や臓器に広く存在し、とくに骨に多く含まれるミネラルの一種。成人の体内に約12mg含まれているよ。発育期の骨の成長を支え、タンパク質やDNAの合成に関わる酵素の補酵素として、成長や生殖に関わっているので、「愛情ミネラル」と呼ばれているんだ。三大栄養素をエネルギーにかえる働きや、体のいろいろな代謝をサポートしているよ。

マンガンはセレンと同じく、土壌中に含まれるミネラルなんだ。お茶、穀類、松の実などの種実類ほか植物性食品に多く含まれているよ。食物中のマンガンは胃液の塩酸で溶けて小腸上部から吸収され、その吸収率は数%と少ない。でも必要量も少ないので不足の心配は低いね。吸収されたマンガンは肝臓へ送られてさまざまな酵素の補酵素として働き、大部分は胆汁や膵液を介して腸管内に排出されるよ。

もし欠乏した場合は、成長阻害や骨格の発育不全、生殖機能障害、低コレステロール血症、血液凝固タンパク質の異常、糖質や脂質代謝の異常が生じるんだ。逆に、過剰に摂取すると神経症状が現れることも。厳密な菜食主義の人は注意が必要だ。

近年、スーパーフードとしてよく知られるようになったキヌア同様、アマランサスという小粒の穀類にも多く含まれているので、ご飯やパンにして食べるといいね。

モリブデン

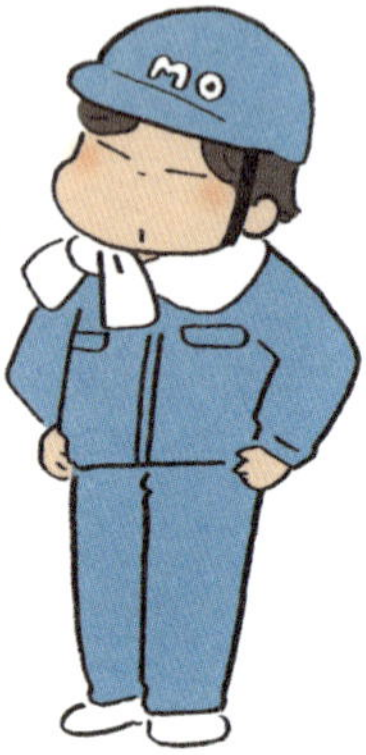

モリブデン

尿酸づくりをしている作業員。手押し車の上に星形の「尿酸結晶」をのせている。

プリン体の分解を助ける

「モリブデン」、聞き慣れない名前が続くね。成人の体内に約9.3g含まれているミネラルの一つだ。とくに肝臓や腎臓、副腎に多く含まれているよ。主な機能は体のゴミを捨てるのを手伝うってこと。ゴミとは古い細胞やエネルギーの燃えカスなどだよ。肝臓でそれらを尿酸につくりかえ、腎臓を通って、尿として排出しているんだな。モリブデンはこの最終老廃物である尿酸をつくるのに深く関わっているんだ。ほかにも脂質や糖質の代謝を促進してエネルギーになるのを助けたり、鉄を利用しやすくして貧血を予防したりしているよ。

モリブデンは吸収されやすいミネラルなので、ふつうに生活していれば不足することも摂り過ぎることも、ほとんどないから心配しなくてOK。モリブデンを多く含む食品は、納豆や豆腐、がんもどきなどの大豆加工食品、ナッツ、牛や豚のレバーほか、魚類、牛乳など、タンパク質全般から摂取できるよ。

「プリン体」という言葉は聞いたことがあるかな？　モリブデンはプリン体を尿酸に分解して体外に排泄するのを助ける働きもしているんだ。プリン体ってなんだ

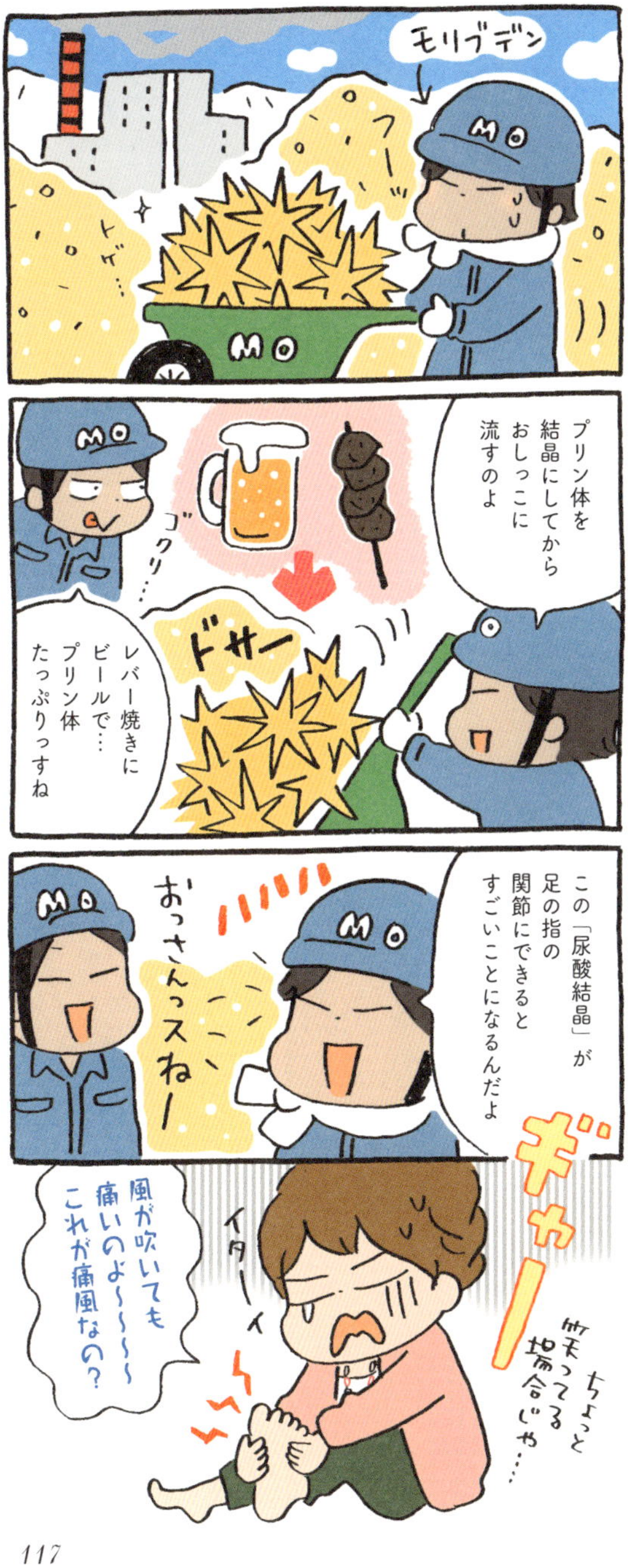
モリブデン
トゲ…
プリン体を結晶にしてからおしっこに流すのよ
ゴクリ…
ドサー
レバー焼きにビールで…プリン体たっぷりっすね
この「尿酸結晶」が足の指の関節にできるとすごいことになるんだよ
おっさんっスねー
ギャー
イターイ
風が吹いても痛いのよ〜〜〜これが痛風なの？
ちょっと笑ってる場合じゃ…

かおいしそうな名前？　確かにビールや発泡酒に含まれているプリン体は麦芽由来のものだし、食品ではうまみ成分なんだね。でも、プリン体を多く含むレバーや魚卵、干物が好きな人、アルコールを毎日飲む人は、尿酸を代謝する機能が下がって高尿酸血症を起こし、すごく痛い思いをする痛風という病気になるから要注意。

クロム

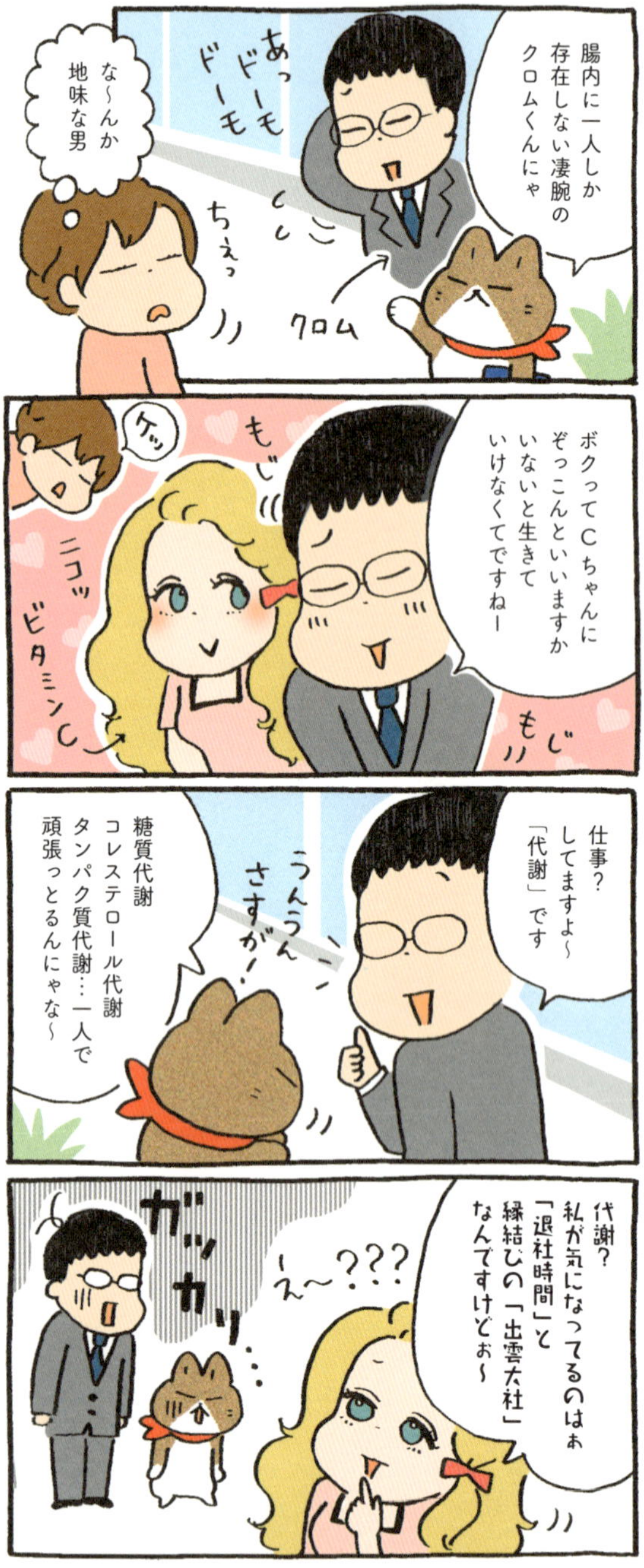

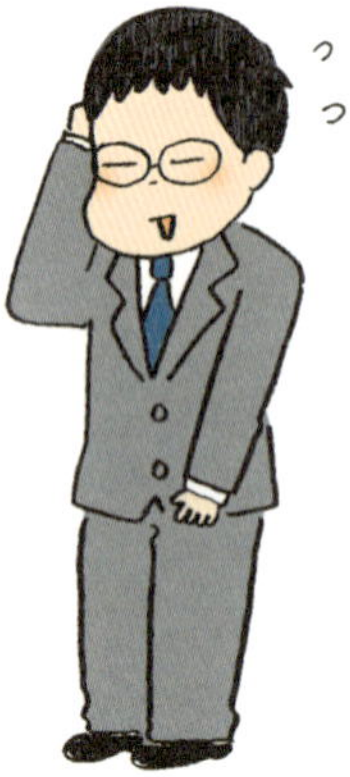

クロム

背広姿で地味な男。ビタミンCが大好きで、いいところを見せようと張り切って働く。

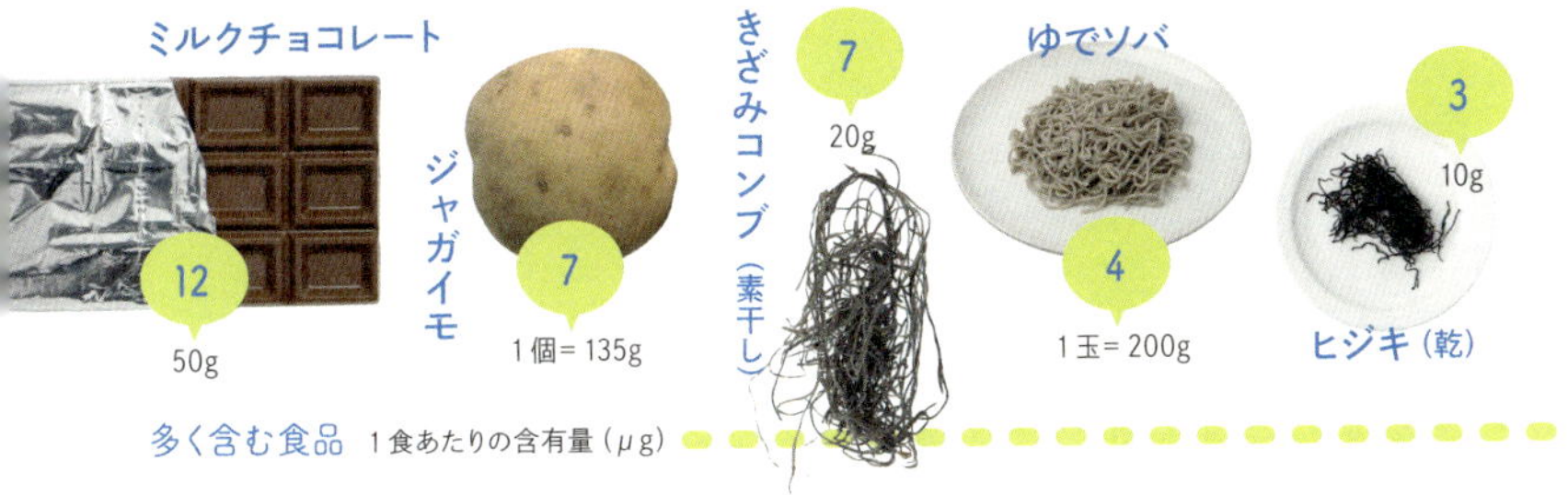

多く含む食品　1食あたりの含有量（μg）

血糖値、コレステロール値を正常に保つ

微量ミネラルである「クロム」は体内に吸収された後、血液のなかでトランスフェリンという糖タンパクと結合して運ばれ、肝臓、腎臓、脾臓、骨に集まるんだね。成人の体内に約1.8㎎含まれるよ。

ところで、「インスリン」（またはインシュリン）という言葉は聞いたことがあるよね？　血糖値を下げる力を持ったホルモンの一種だ。血糖値は血液中に含まれるブドウ糖の濃度のことだね。人間にとって重要なエネルギーになる糖質だけど、摂り過ぎると太ったり、糖尿病にかかったりするよね。糖尿病の人のなかには、インスリンが必要量分泌されていなかったり、分泌の速度が遅かったりするのが原因となっている場合もあるんだ。クロムは糖質が増え過ぎて血糖値が上がったときに必要なインスリンの力を強くするため、必死で働いているんだよ。血液にコレステロールなどの脂質が増え過ぎたときも、その量を減らすためにがんばっているんだ。つまり、クロムが不足すると、糖質と脂質の代謝がうまくいかなくなって糖尿病、脂質異常症（高脂血症）、動脈硬化などの病気にかかりやすくなるんだね。クロムは小麦胚芽などの穀類、海藻類、魚介類に多く含まれるよ。ビタミンCと一緒に摂ると吸収力がUPするぞ！

コバルト

腸内でビタミンB_{12}に変身

コバルト？　コバルトブルー？　きれいな青色？

いやいや、ここでの「コバルト」は1935年ごろにビタミンB_{12}の構成成分として発見されたミネラルのことを指すよ。磁石の原料のほか、虫歯の治療の際に用いられる合金などに使われる金属でもあるんだな。

ミネラルとしてのコバルトは成人の体内に約1.5mg含まれていて、骨髄での造血機能に関わり、赤血球をつくるのに関係があるんだ。なぜかというと、腸内細菌によってビタミンB_{12}に変身するからなんだね。ビタミンB_{12}といえば、ビタミンB群家の三男で、別名が赤いビタミンだったよな。三女の葉酸と協力し合い、赤血球に含まれるヘモグロビンを生成するのが仕事だ。つまりはコバルトも造血機能に関わっているということになるよな。ほかにも、神経の機能を正常に保つ働きもあるといわれているぞ。

とくに赤身肉や、腎臓、レバー、チーズなどの乳製品、カキ、ハマグリ、アサリ

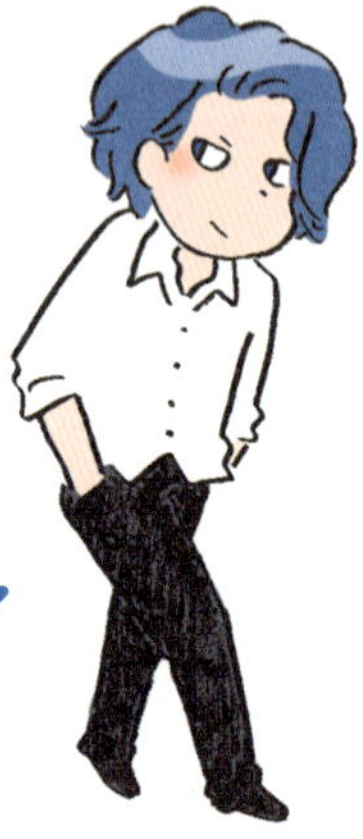

コバルト

青い髪の青年。腸内細菌によってビタミンB_{12}に変身をして、赤い髪にかわる。

などの動物性食品に多く含まれている。例外として納豆やモヤシなど、コバルトが含まれている植物性食品もある。**ビタミンB_{12}を多く含む食品にはコバルトも多く含まれている**と考えてOKだよ。摂り過ぎると不眠、疲労感、不足すると集中力低下、免疫力低下などを引き起こすことがある。悪性貧血の人や、ベジタリアン、高齢者や胃の手術を受けた人は、たくさん摂取することを心がけよう。

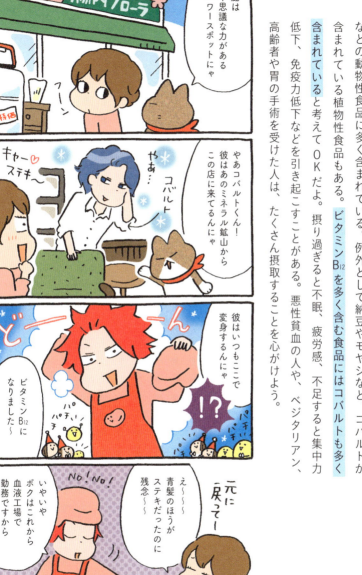

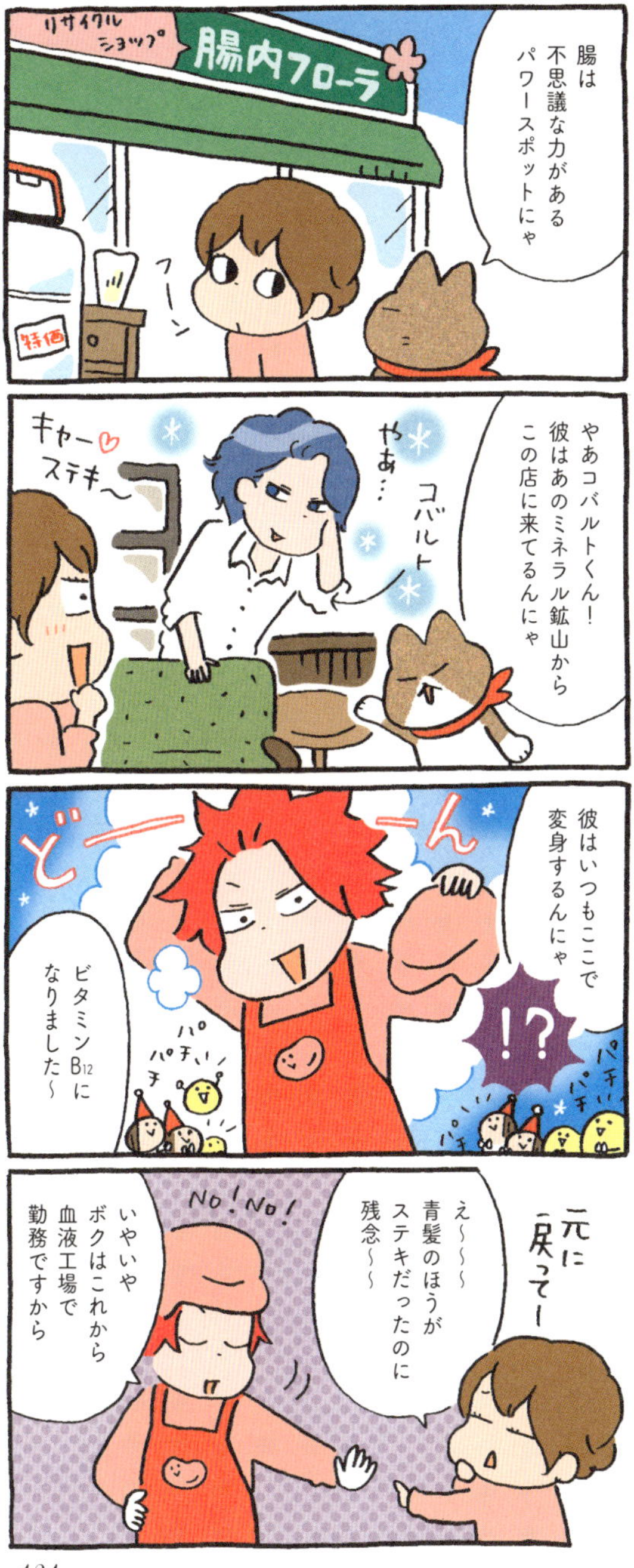

リサイクルショップ
腸内フローラ
腸は不思議な力があるパワースポットにゃ
フーン
特価
やあコバルトくん！彼はあのミネラル鉱山からこの店に来てるんにゃ
コバルト
やあ…
キャー♡ステキ〜
彼はいつもここで変身するんにゃ
どーーーん
!?
ビタミンB_{12}になりました〜
パチパチ
元に戻ってー
え〜〜〜青髪のほうがステキだったのに残念〜〜
いやいやボクはこれから血液工場で勤務ですから
NO！NO！

Column

水の働き

さまざまな働きを持つ水

水分をまったく口にしない日はないよね。「水」は栄養素の分類に入っていないけど、生きていくために不可欠なものだ。年齢や性別によって差があるけど、胎児は体重の83～85%、子どもは70～75%、成人は60～65%が水分なんだよ。

溶解力に優れ、酸素や二酸化炭素など多くの物質を溶かし込むことができ、表面張力、比熱、気化熱、熱伝導率がほかの液体に比べて大きいという性質があるよ。その結果、蒸発しにくい、凍りにくい、よく熱を伝えるといった特徴を持つんだ。

その働きは体内に摂取した栄養素や酸素を溶かして組織に運ぶこと、酵素反応の場を提供していること、体温の調節、体液の浸透圧を維持することなどだ。

運動したり、高熱を出したりすると、汗をかいて水分を欲するよな。健康な状態では、摂取される水分と排泄される水分量のバランスが保たれているんだね。飲み物や果物、野菜などのほか、米やパン、肉類などの食物にも水分は含まれているよ。一気にたくさん飲むよりも、こまめに常温の水を摂ることが望ましいぞ。

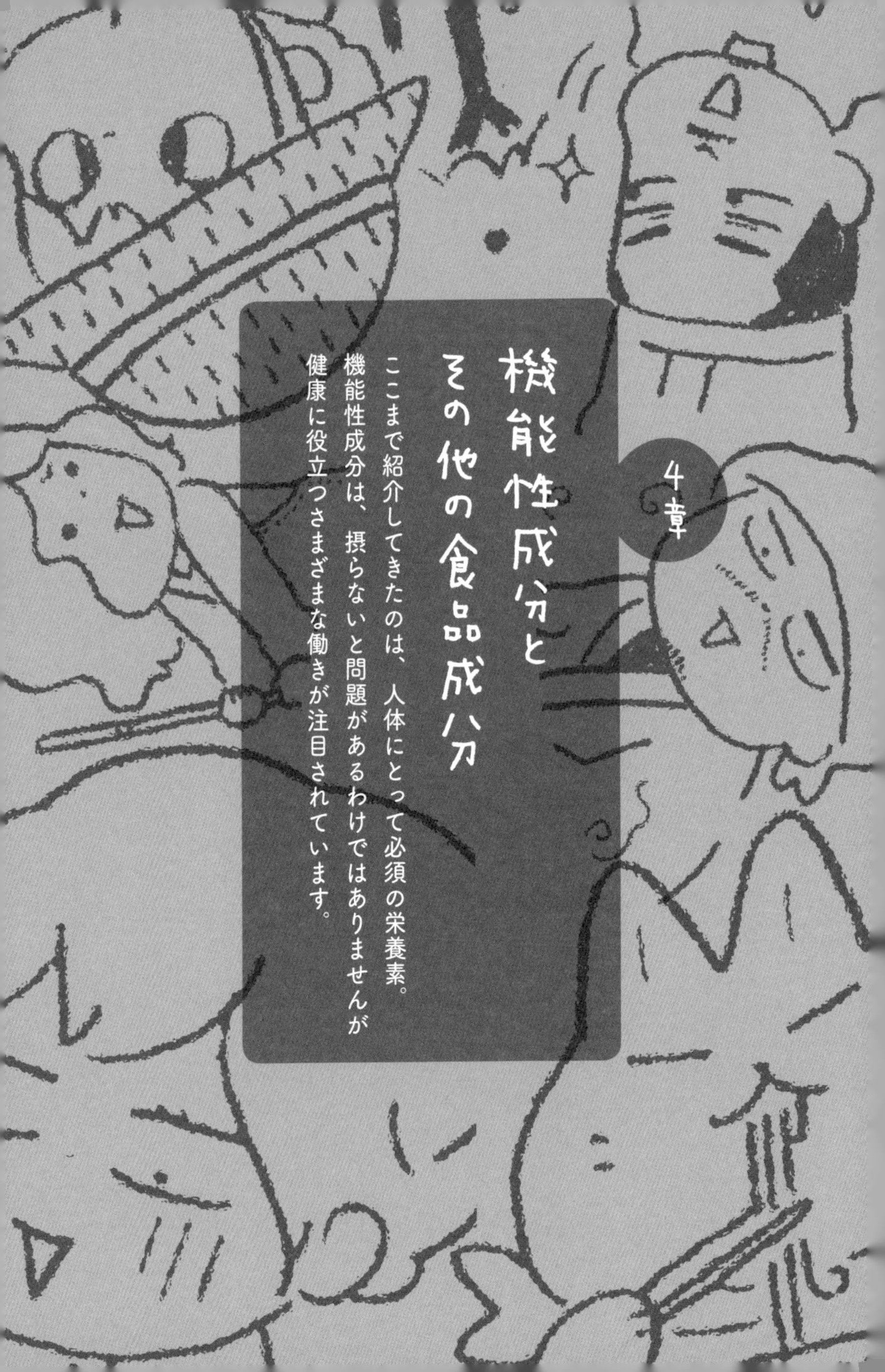

4章

機能性成分とその他の食品成分

ここまで紹介してきたのは、人体にとって必須の栄養素。機能性成分は、摂らないと問題があるわけではありませんが健康に役立つさまざまな働きが注目されています。

機能性成分って？

必須ではないが健康をサポートする

ここまで、かなり栄養について学んできたわけだけど、少しは詳しくなったかな？　繰り返しになるが、生きていくために必要な栄養素には「タンパク質」「脂質」「炭水化物（糖質）」の三大栄養素に「ビタミン」「ミネラル」を足した五大栄養素があるんだったね。でもまだ、これらの必須栄養素のほかにも、絶対に必要ではないけれど、健康維持や病気予防のために大事な栄養成分というのが数多く存在するんだ。それらのことを「機能性成分（三次機能）」というんだね。もう少し詳しくいうと、「免疫系、内分泌系、神経系、循環系、消化系などの機能を調節し、体調を整えて病気を予防する効果の認められた食品成分」が機能性成分なんだな。

機能性成分としては第六の栄養素ともいわれる食物繊維や、ポリフェノール、乳酸菌、キトサン、コンドロイチンなど実に多くの種類があるんだよ。最近よく聞く「ファイトケミカル」。これも機能性成分で、野菜や果物、穀類、豆類などの植物性食品に、色素や香り、苦みや辛みなどの成分として含まれているものを指している

Check point
特定保健用食品（トクホ）

機能性成分を効率よく摂れるように加工した食品のなかでも、人による臨床試験で特定の保健の効果が確かめられたもの。認可されれば「おなかの調子を整える」など、健康に対しての効果が期待できることを表示することができます。

よ。その種類は数千種類ともいわれ、直接に生命活動のエネルギーになるわけではないのだけど、抗酸化作用を持っているものも多く、さまざまな機能性が注目されているんだね。これらは日常的に摂取している食品のほとんどに含まれているので、**一日に野菜350g以上、果物200gを目標**に、いろいろな食品をバランスよく摂取しよう。

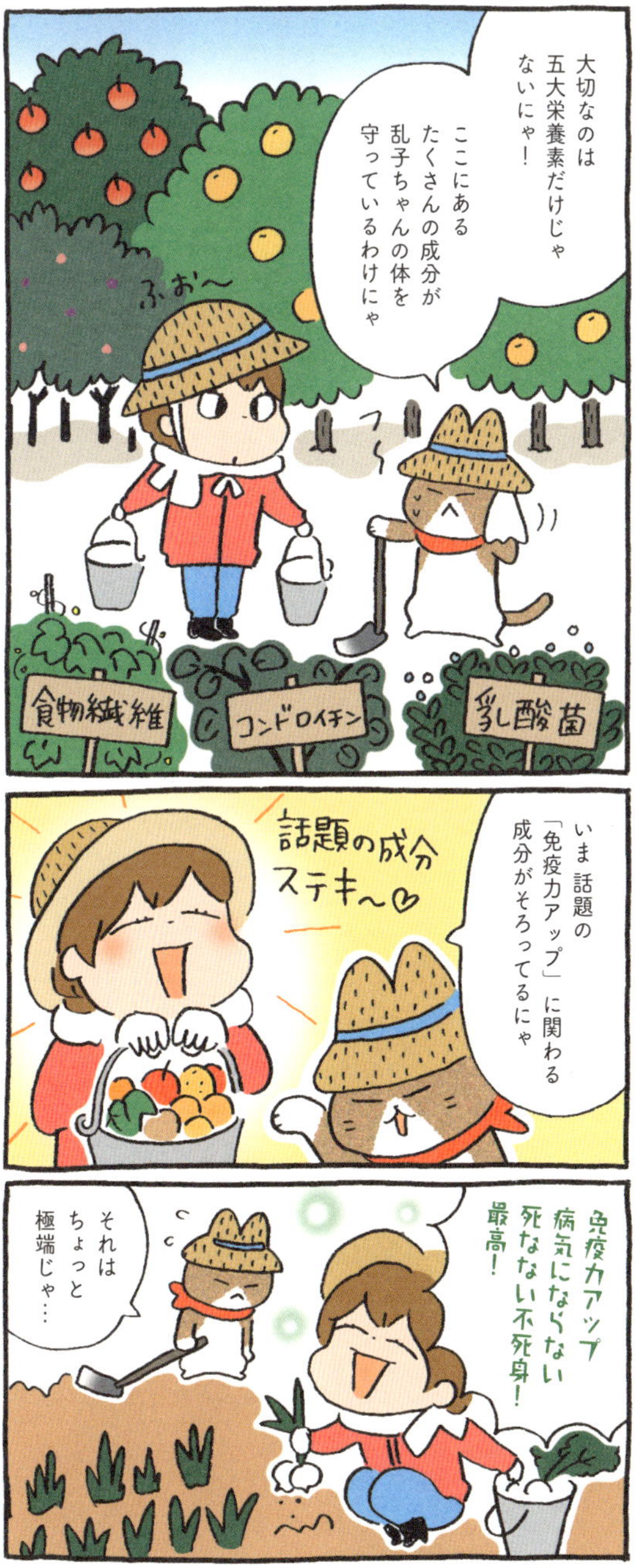
大切なのは五大栄養素だけじゃないにゃ！
ここにあるたくさんの成分が乱子ちゃんの体を守っているわけにゃ
ふぉ〜
乳酸菌
コンドロイチン
食物繊維
いま話題の「免疫力アップ」に関わる成分がそろってるにゃ
話題の成分ステキ〜♡
免疫力アップ 病気にならない 死なない不死身！ 最高！
それはちょっと極端じゃ…

ポリフェノール

抗酸化作用＋αの働き

「ポリフェノール」は案外なじみのある言葉じゃないかな。赤ワインに含まれていることで話題になったね。機能性成分の一つで、多くの植物に存在する色素や苦み、渋みの成分となる化合物の総称なんだ。なんと5000種類以上あるともいわれているぞ。ポリフェノールは色素成分であるフラボノイド系と、色素以外の成分であるフェノール酸系に分けられる。どちらにしても活性酸素を消去する抗酸化作用があるため、若々しさを保つにはうれしい成分だね。

そのほかにも殺菌作用、女性ホルモン様作用、目の機能改善、アレルギー抑制、血行促進、肝機能の強化など、それぞれの種類が独特の機能を持っているよ。

水に溶けやすく吸収されやすいので、摂取してから約30分後には体内で抗酸化作用を発揮し始めるよ。ただし、たくさん摂取しても体内にはほとんど貯蔵されず排泄されてしまう。即効性はあっても、その効果は2〜3時間しか続かないんだね。少しずつでもいいので毎食、摂取することが大切だよ。

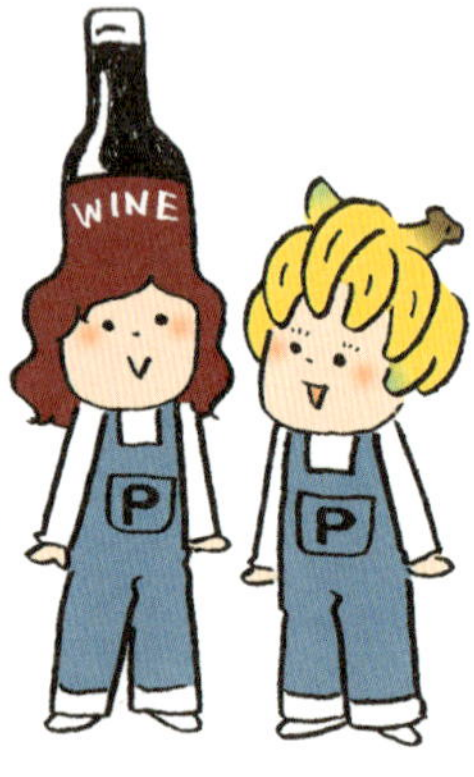

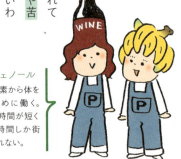

ポリフェノール
活性酸素から体を守るために働く。働ける時間が短く2〜3時間しか街にいられない。

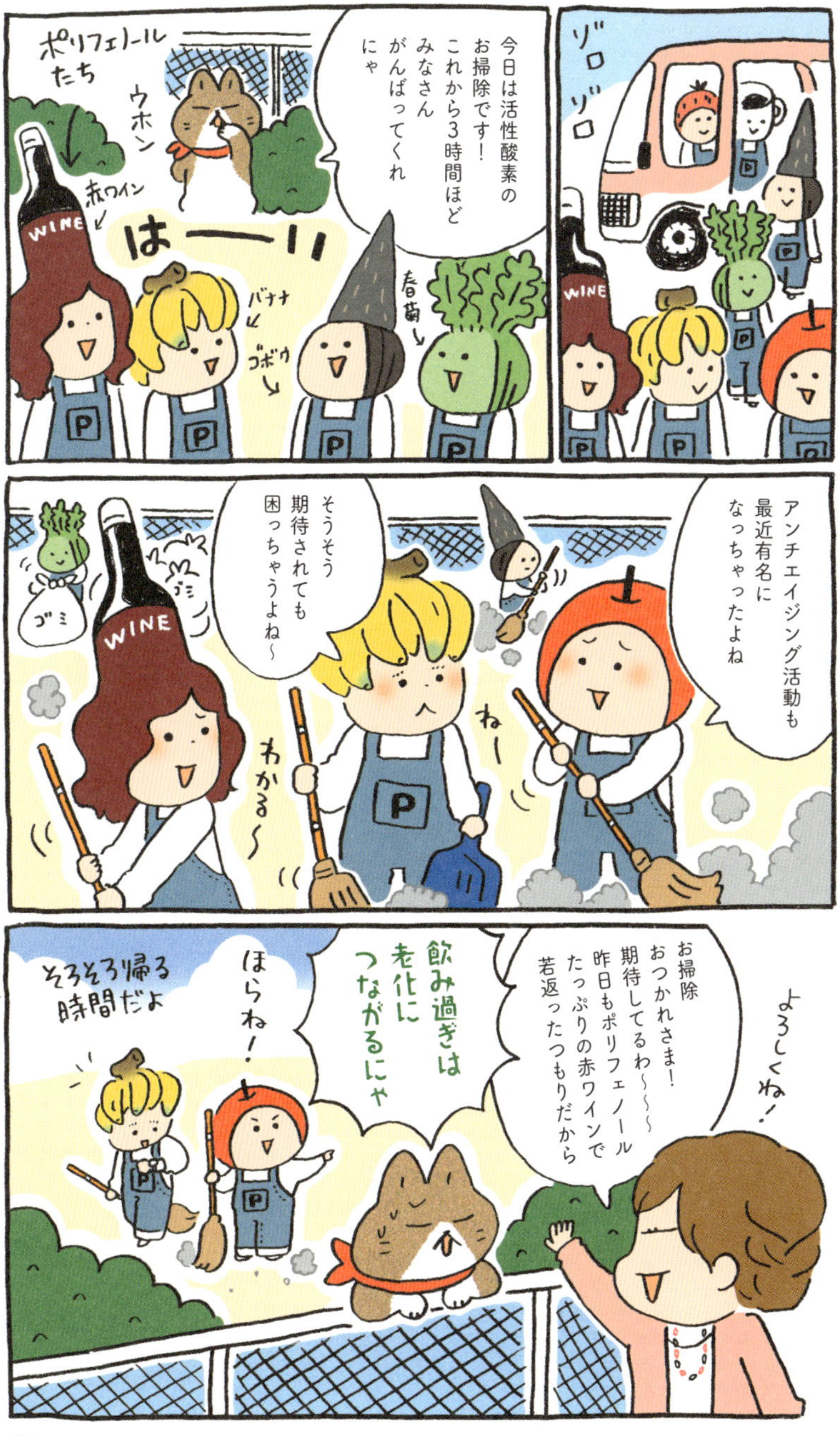
ゾロゾロ
今日は活性酸素のお掃除です！これから3時間ほどみなさんがんばってくれにゃ
ウホン
ポリフェノールたち
赤ワイン
バナナ
ゴボウ
春菊
はーーい
アンチエイジング活動も最近有名になっちゃったよね
ねー
そうそう期待されても困っちゃうよね～
わかる～
ゴミ
ゴミ
よろしくね！
お掃除おつかれさま！期待してるわ～～～昨日もたっぷりのポリフェノールの赤ワインで若返ったつもりだから
飲み過ぎは老化につながるにゃ
ほらね！
そろそろ帰る時間だよ

色のポリフェノール

ポリフェノールは植物の光合成によってできる成分で、ほとんどの植物の葉や茎などに含まれているんだ。色素成分であるフラボノイド系のほうが、それ以外のフェノール酸系よりも種類は多く、数千種類が確認されているよ。それぞれに異なる機能があるんだが、いずれにしても強力な抗酸化作用を持っていることが特徴だね。毛細血管の浸透性を向上させて血圧を安定させたり、高血糖になりにくくしたり、体にいいとされる効果がたくさん期待できるんだよ。

近年ではサプリメントのテレビＣＭが頻繁に流れるから、難しい名前も耳にするようになってきたよな。たとえば赤～青色の色素成分であるアントシアニン。ブルーベリーやブドウなどに多く含まれ、視覚機能を高めることから、目にいいとされているね。無色～淡黄色の色素成分であるイソフラボンは大豆の胚芽部分に多く含まれ、女性ホルモンの一つ、エストロゲンに似た働きを持つといわれているよ。更年期障害や骨粗鬆症の予防にいいとされるので女性には欠かせないな。

野菜や果物は、緑、赤、青、黄色、黄緑、紫……と色鮮やかなものが多くて、食卓も華やぐよね。毎日、キレイな色の野菜を食べていれば、自然とポリフェノールを取り入れることができるってことだぞ。

ポリフェノールの種類 色

ナスニン

ナスの皮に含まれるアントシアニン系の紫色の色素。強い抗酸化力を持ち、眼精疲労の緩和や動脈硬化の予防などに役立つ。

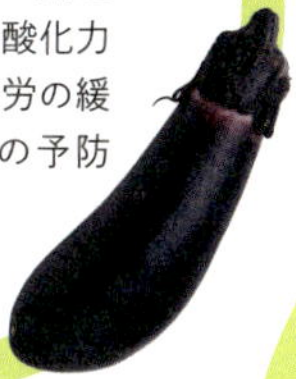

ケルセチン

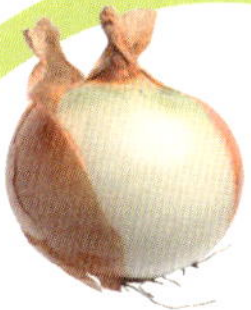

玉ネギ、ホウレン草、ブロッコリーなどに含まれる淡黄色の色素成分。LDLコレステロールの酸化防止、心臓病予防などの効果がある。

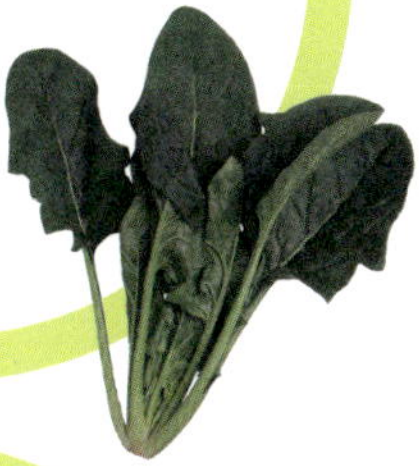

テアフラビン

紅茶の発酵過程でつくられる橙赤色の成分。抗菌、抗ウイルス、高血圧抑制などの作用がある。

クルクミン

ターメリック（うこん）やマスタードに含まれる黄色い色素成分。肝機能を強化し、肝炎や肝臓障害に効果がある。

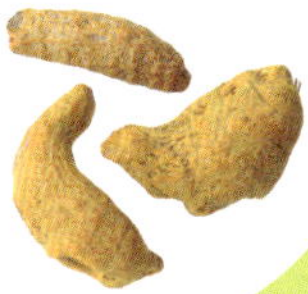

ルチン

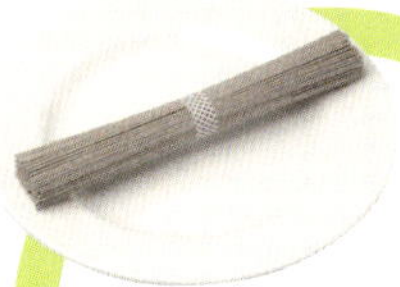

柑橘類やソバに含まれる淡黄色の成分。毛細血管の強化作用があり、心臓、動脈硬化、高血圧を予防する。

アントシアニン

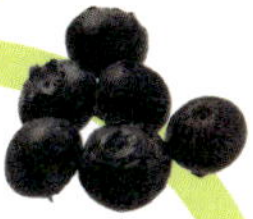

プルーンやブルーベリー、柿などに含まれる赤〜青色の色素成分。血行の改善や視力回復などに効果がある。

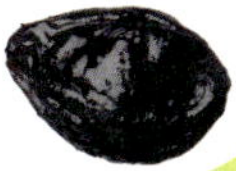

ゲニステイン、ダイゼイン

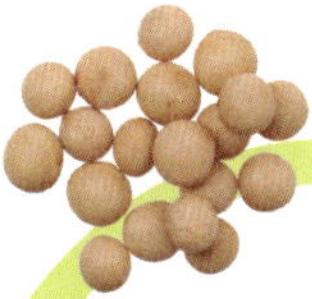

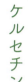

無色〜淡黄色の色素成分で、女性ホルモンのエストロゲンに似た作用がある。いずれもイソフラボンの一種で、大豆や大豆製品に豊富に含まれる。

味のポリフェノール

疲れたからちょっとひと息、ティータイム！　は、栄養学的にも疲労回復するためにも本当に必要なことなんだ。なぜって、お茶やコーヒーなどに特有な苦みや渋みは、まさにポリフェノール！　緑茶を入れたときの淡黄色はカテキンの色で、湯飲みや急須について取れにくい茶渋の元でもあるんだね。紅茶は茶葉を発酵させたお茶で、カテキンが結合して分子量の大きいタンニンとして含まれ、強力な抗酸化作用を示すよ。コーヒーの苦味成分であるクロロゲン酸は胃酸の分泌を促進するし、ココアにはカカオマスポリフェノールが含まれていると話題になったよな。ティータイムをとってまた頑張ろうという気持ちになるのは、ポリフェノールのおかげというわけだな。

柑橘系の苦味成分は毛細血管を強化して血中脂質（主にコレステロールや中性脂肪）や血流の改善、抗アレルギーなどに効果があるよ。ポリフェノールは野菜や果物の皮に

ポリフェノールの種類　味

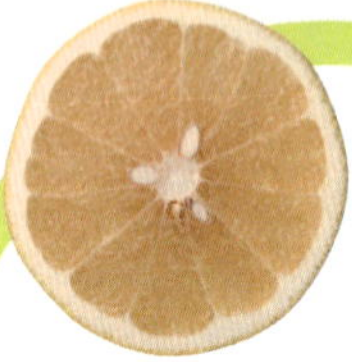

ヘスペリジン、ナリンゲニン

グレープフルーツなど、柑橘類の皮に多く含まれる苦味成分。毛細血管を強化して血流改善、発ガン抑制などの作用がある。ナリンゲニンはオレンジやトマトにも含まれる。

カカオマスポリフェノール

チョレートやココアの原料であるカカオ豆に含まれる。ピロリ菌や病原性大腸菌の増殖抑制、虫歯予防、ストレス解消に効果がある。

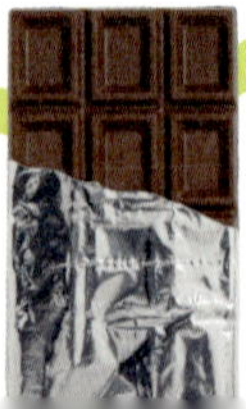

多く含まれているんだ。昔から果物は皮と身の間に栄養が詰まっているといわれるけど、間違いじゃないんだね。よく洗って皮ごと食べられる果物はパクッと皮ごといくといいぞ。苦み、渋み、えぐみ成分として大豆サポニン、高麗人参サポニンというのもある。

〝良薬は口に苦し〟、渋味や苦味のある食べ物も体には優れた効き目があるってことかな。かといって、赤ワインのがぶ飲みはダメだぞ。何事も適度にな！

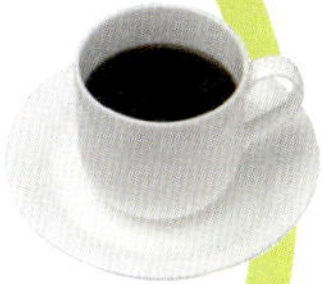

クロロゲン酸、カフェ酸

コーヒー特有の香りと色の成分。コーヒーを焙煎することによってクロロゲン酸がカフェ酸に分解される。肝ガン、肝硬変の予防など。

ショウガオール

ショウガの辛味成分ジンゲロールは、加熱するとショウガオールに変化する。鎮痛作用、抗菌、血行促進作用などがある。

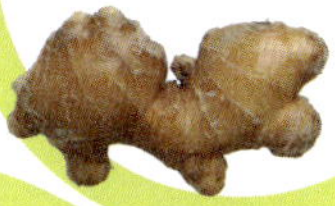

大豆サポニン

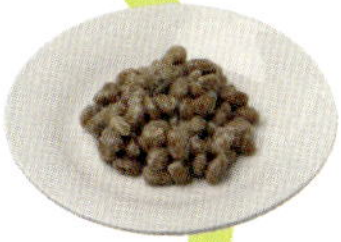

大豆や大豆製品に含まれる苦みや渋みなどの成分。強い抗酸化作用があり、肝機能改善、免疫力向上などに働く。

カテキン

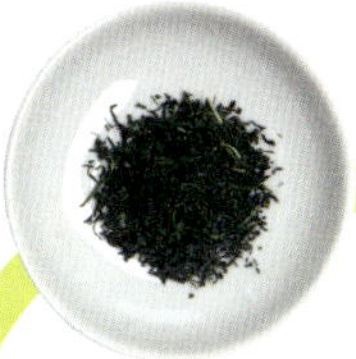

緑茶に最も多く、番茶、紅茶、烏龍茶などに含まれる、茶の渋み成分。血圧上昇抑制、抗ガン、殺菌、抗アレルギー作用などがある。

その他のサポニン

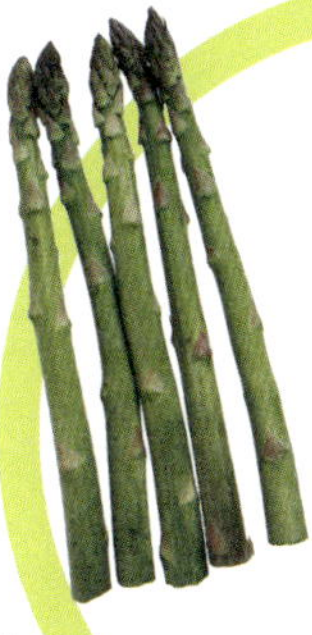

高麗人参のほか、アスパラガスやホウレン草、ウーロン茶などに含まれる。免疫力を高めてガンを予防する効果がある。

カロテノイド

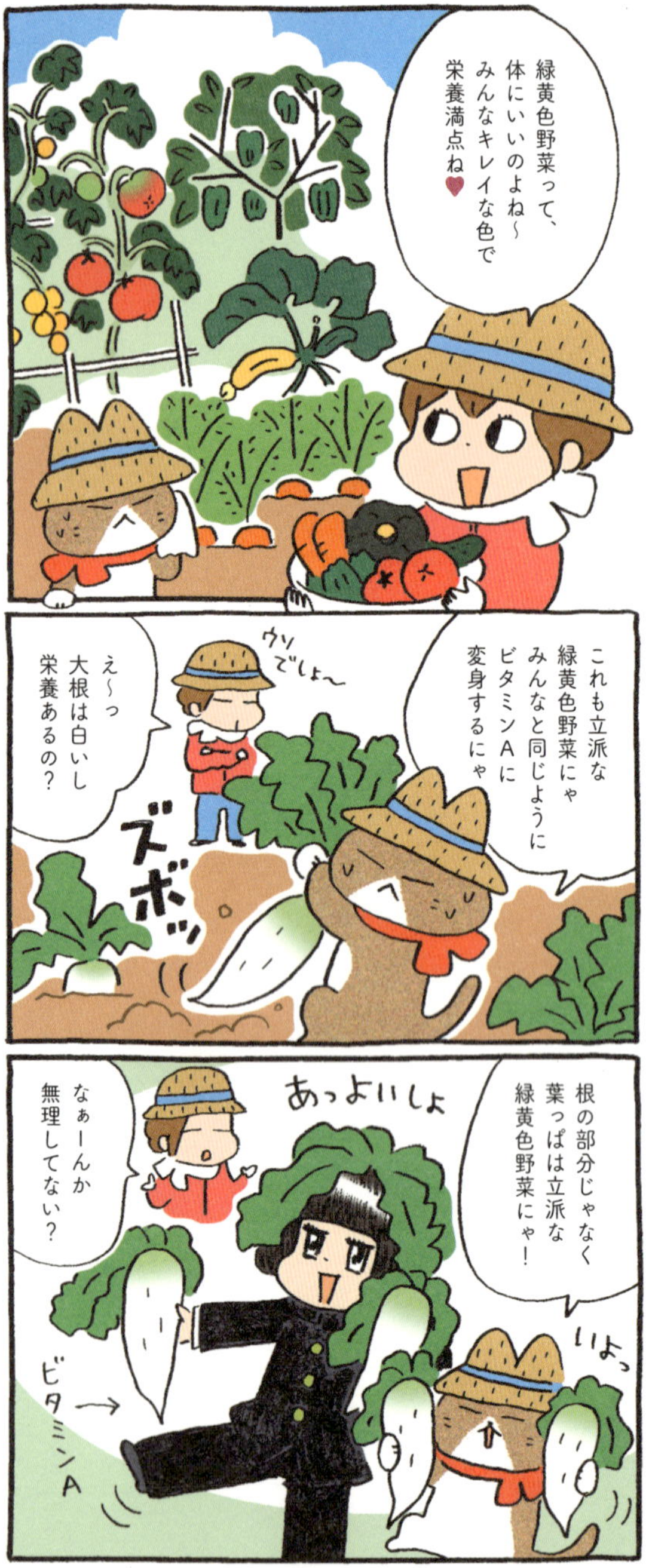
緑黄色野菜って、体にいいのよね～みんなキレイな色で栄養満点ね
これも立派な緑黄色野菜にゃ みんなと同じようにビタミンAに変身するにゃ
ウソでしょ～
ズボッ
え～っ 大根は白いし栄養あるの？
根の部分じゃなく葉っぱは立派な緑黄色野菜にゃ！
いよっ
あっよいしょ
なぁーんか無理してない？
ビタミンA

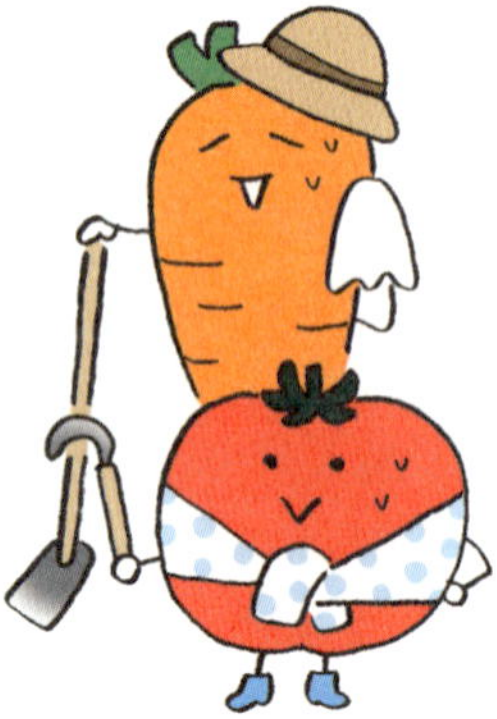

カロテノイド

黄色、橙赤色、赤色など鮮やかな色が特徴。必要に応じてビタミンAに変身することも。

鮮やかな色が目印

「カロテノイド」とは天然の動植物に広く存在する黄色、橙赤色、赤色などの色素成分のことだよ。水に溶けにくく油に溶けやすい性質を持ち、大きく分けてカロテン類とキサントフィル類の2種類があるんだ。カロテノイドは知らなくても、リコピン（リコペン）、カロテンなどは聞いたことがあるんじゃないかな。これらはカロテノイドの種類だったんだね。

カロテノイドは自然界で700種類以上もあるというからすごい。しかもそれぞれが体によいとされる力を持っているんだね。人や動物はカロテノイドを体内で生成することができないから、色とりどりの野菜や果物を食べることが必要になってくるんだな。

植物に含まれるカロテノイドとしては、ニンジン、カボチャ、ホウレン草など緑黄色野菜のβ-カロテンやα-カロテン、トマトやスイカなどに含まれるリコピン、パプリカ（赤）に含まれるカプサンチンなどがあるよ。ほかにもワカメやヒジキ、コンブなどの海藻類に含まれる赤褐色の色素はフコキサンチンといって脂肪の燃焼を促進することがわかっているんだ。

動物性食品に含まれるカロテノイドといえば、サケ、エビ、カニなどに含まれる

Check point

カロテン？　カロチン？

かつては「カロチン」という表記が主流でしたが、「日本食品標準成分表（2000年版）」の表記が「カロテン」にかわったことから、「カロテン」が多く使われるようになりました。

アスタキサンチン。確かにみんな赤い色をしているな。卵黄に含まれる黄色い色素はルテイン。目の病気である黄斑変性や白内障を予防するよ。

活性酸素を消してくれる

鮮やかな色が目印のカロテノイド。たくさんある種類のそれぞれに機能があるのだけど、共通しているのが抗酸化作用なんだよ。抗酸化作用については、すでに何度も話しているけど、覚えているかな。生命活動の過程で酸素の一部が酸化力の強い活性酸素に変化→活性酸素が体を構成する脂質やタンパク質を傷つける→動脈硬化やガンの発生の原因になる！　ということだったね。体内には、この活性酸素を消去する機能が備わってはいる。が、加齢による低下もあるから、それを補う抗酸化剤として、さまざまな食品から摂取できるカロテノイドはビタミンC、ビタミンE、ポリフェノールなどとともに注目されているってわけだ。

また、必要に応じて、体内でビタミンAに変換されるものを「プロビタミンA」というんだが、カロテノイドではα－カロテン、β－カロテン、γ－カロテン、β－クリプトキサンチンがそれにあたるよ。カロテノイドは脂溶性なので油と一緒に摂ると吸収率が高まるんだな。トマトジュースやガスパチョにはオリーブオイルを加えよう。さらに複数のカロテノイドを合わせて摂取すると、抗酸化力が強まるといわれているから、いろいろな組み合わせを考えながら食べるといいぞ。

カロテノイドの種類

α《アルファ》-カロテン

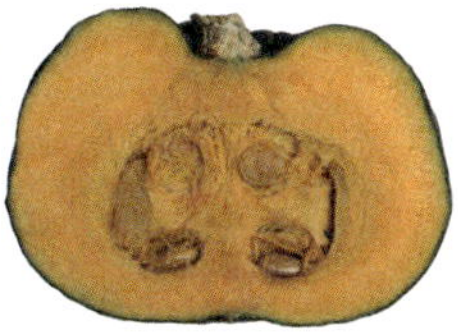

β-カロテンよりも高い抗酸化作用のあるプロビタミンA。ニンジンやカボチャなど、赤や黄色の野菜に多く含まれる。

β《ベータ》-カロテン

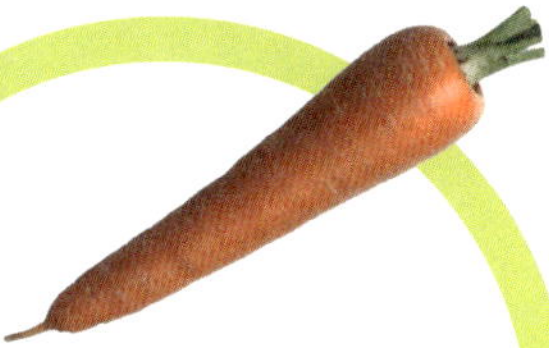

プロビタミンAのなかでは最もビタミンAへの変換率が高く、食品中に最も多く含まれる。ニンジン、カボチャ、小松菜、ホウレン草などの緑黄色野菜に含まれている。

γ《ガンマ》-カロテン

体内での変換率はα-カロテン、β-カロテンよりも低いが、プロビタミンAの仲間である。トマト、アンズなどに含まれる。

リコピン

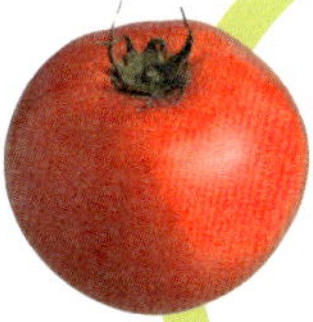

完熟トマトに大量に含まれる、脂溶性の赤い色素。赤みが強いほど、リコピンが多い。強い抗酸化力があり、動脈硬化を抑制する。スイカ、柿などにも含まれる。

アスタキサンチン

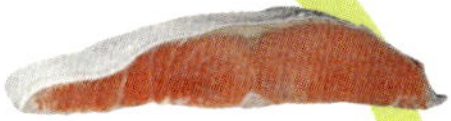

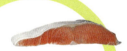

サケやエビ、カニなどの魚介類や海藻類に含まれる赤い色素で、強力な抗酸化作用がある。

フコキサンチン

ワカメやヒジキ、モズクなどの海藻類に含まれる赤褐色の色素。抗酸化作用のほか、内臓脂肪を減らす働きもあるといわれる。

ルテイン

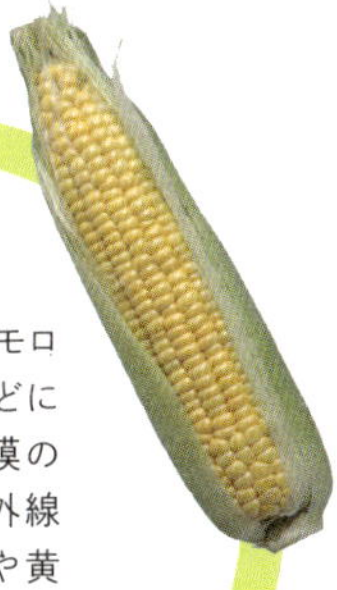

黄色い色素で、トウモロコシ、卵黄、豆類などに含まれる。眼の網膜の黄斑に存在して紫外線を吸収し、白内障や黄斑変性を予防する。

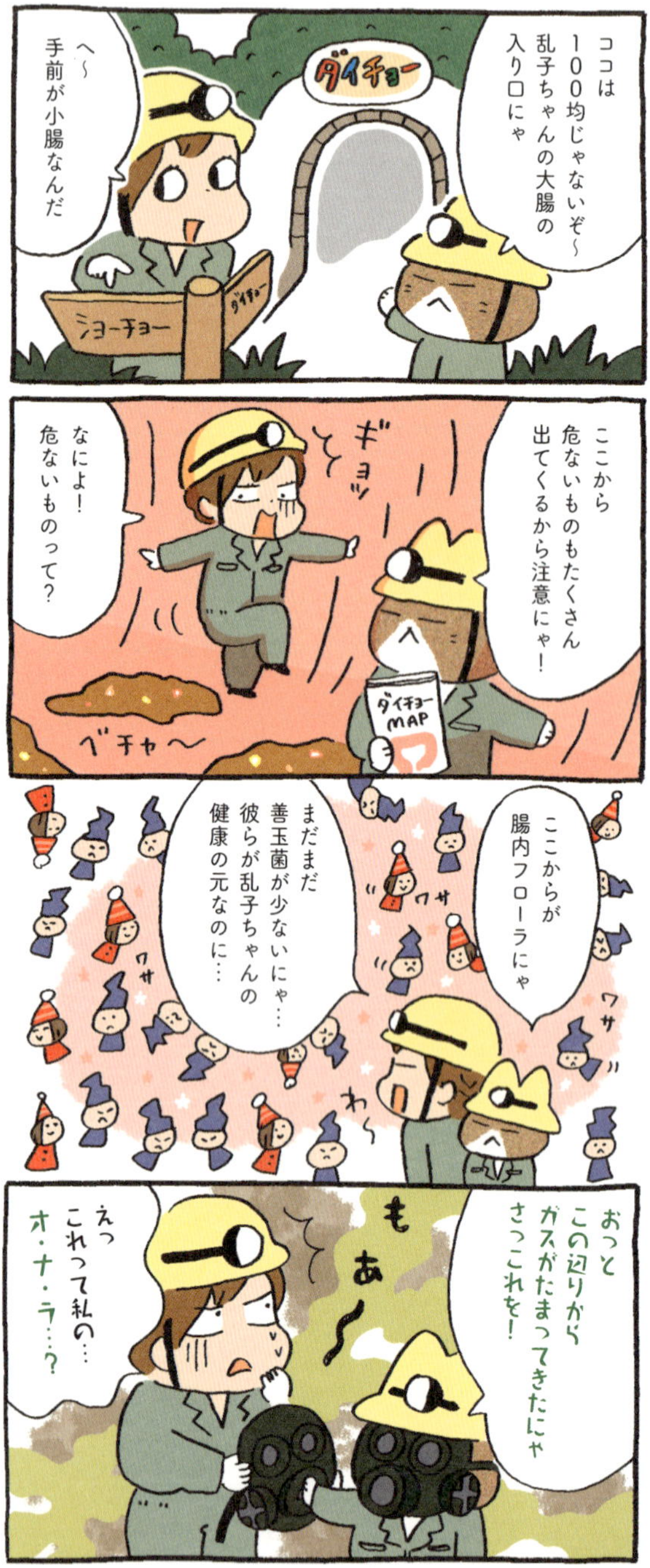
ダイチョー
ココは100均じゃないぞ〜乱子ちゃんの大腸の入り口にゃ
へ〜手前が小腸なんだ
ショーチョー
ダイチョー
ここから危ないものもたくさん出てくるから注意にゃ！
ギョッ
なによ！危ないものって？
ダイチョーMAP
ベチャ〜
ここからが腸内フローラにゃ
まだまだ善玉菌が少ないにゃ…彼らが乱子ちゃんの健康の元なのに…
ワサ
ワサ
ワサ
わ〜
おっとこの辺りからガスがたまってきたにゃさっこれを！
もあ〜
えっこれって私の…オ・ナ・ラ…？

乳酸菌

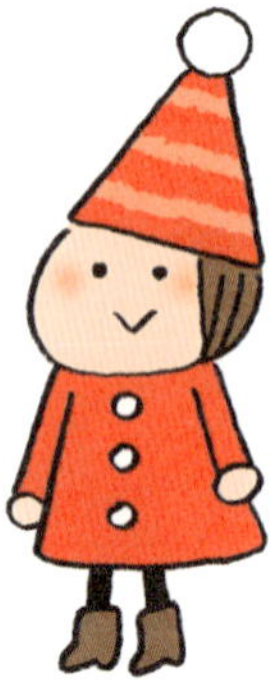

乳酸菌

腸内で働いて、糖質に魔法をかけ、いろいろな物質に変身させる。

乳酸菌、腸内細菌叢とは

腸内快調の町内会長として、ようやく腸のことを話す機会がやってきたな！

そもそも腸は大きく小腸と大腸に分かれるのは知っているよね。小腸は十二指腸、空腸、回腸に分けられ、食べ物を消化吸収して栄養を摂取する、大切な臓器だ。大腸は上行結腸、横行結腸、下行結腸、S状結腸、直腸に分けられ、小腸で消化吸収された食べ物の残りカスから水分を吸収して排便しやすいように便をつくっているところだ。個人差はあるけれど、人間の小腸は長さ6～7ｍ、大腸は1.5ｍといわれているよ。大腸は小腸より短いし、面積も小さいんだが、病気が起こるのは大腸のほうが多いんだ。大腸ガン、大腸ポリープ、大腸炎、大腸カタル、大腸とつく病名がたくさんあるだろ。そりゃそうだ、大腸は残りカスと腸内細菌でいっぱいだもんな。腸内快調じゃないと、腐敗が発生してさまざまな体の不調につながるんだ。

そこで力を貸してくれるのが「乳酸菌」だ。乳酸菌は大腸内で糖質を分解して乳酸をつくり出す細菌の総称だよ。つまり、食べ物の残りカスを腐敗させるのではなく、発酵させる力があるってことだ。知っての通り、発酵食品は腐りにくく、長期保存が可能だよな。食品が発酵したことで酸性化して腐敗や食中毒を引き起こす菌の繁殖を防ぐからだね。それと同じことを腸内でも起こしてくれるのが乳酸菌なん

Check point

生きて届かないと意味がない？

乳酸菌は生きて腸に届いたほうがよいというイメージがありますが、ほとんどは胃酸などで殺菌されてしまいます。しかし、死んだ菌でも善玉菌のエサとなり腸内環境を改善する働きがあります。

だな。乳酸菌の種類は２００以上もあり、それぞれの性質や形はバラバラだよ。ビフィズス菌、ブルガリア菌、ヤクルト菌なども乳酸菌の一種で、ヨーグルトなどに利用されているから身近に感じる名前だね。漬物、キムチ、味噌や塩麹にも豊富に存在しているよ。

腸内には、なんと５００〜１０００種類の細菌が常に１００兆個以上生息しているんだって。人の体内で常在細菌の種類と数が最も多い場所は腸内なんだね。そしてこれら細菌には体に有用な菌「善玉菌」、有害な作用を及ぼす菌「悪玉菌」、それらのどちらかが優勢なほうと同じような働きをする菌「日和見《ひよりみ》菌」があって、互いに一定のバランスを保った生態系がつくられているんだ。このように腸内で形成する細菌の集合体のことを「腸内《ちょうない》細菌叢《さいきんそう》（腸内フローラ）」と呼ぶんだよ。この腸内細菌叢のバランスを整えてくれるのが、まさに乳酸菌なんだな。

ガン予防・ビタミンやアミノ酸もつくり出す

さて、乳酸菌が糖質を分解して乳酸をつくり出す細菌だってことは伝えたよな。食べ物にたとえるとわかりやすいと思うけど、納豆やヨーグルトのような発酵食品は体にいいとされているね。毎日食べる人もいるくらいだ。でも、腐った食べ物は食べると、おなかが痛くなったり、下痢を起こしたりするだろ？　細菌によって起こる変化なのに「発酵」と「腐敗」は真逆だ。それと同じで、腸内でも発酵させる菌と腐敗させる菌がいて、どっちが優勢になるか常に戦っているってことだ。そこで、乳酸菌の登場さ。腐敗につながる悪玉菌を抑えて発酵促進させることで、腸内環境を整えてるってわけだな。

そうすると体にはいいことがいっぱいだ。まず、免疫力が活性化する。細菌、いや、最近、全身の免疫細胞のうち、60～70％が腸にあるってことがわかってきたんだ。それだけ、腸は大事な場所なんだね。免疫力が高まると風邪やウイルス性の病気になりにくくなり、アトピー性皮膚炎、花粉症などのアレルギー症状の予防と緩和、便秘予防や改善にも効果があるんだよ。

また、ガンの予防効果も期待されているよ。このところ、ガンのなかで増加傾向なのが大腸ガン。納豆や味噌など乳酸菌が豊富な食品や、食物繊維の多い野菜を食べなくなった、食生活の欧米化が原因の一つといわれているんだ。

さらに、乳酸菌は難消化性の糖質を分解して短鎖脂肪酸（酢酸、酪酸、乳酸など）、ビタミン（ビタミンK、葉酸、ビオチンなど）、アミノ酸（リジンなど）をつくり、栄養的にも大いに役立っているんだぞ。少しずつでも乳酸菌を摂り続けて、もともと腸内に存在する善玉菌を増やし、腸内環境を整えよう！

Check point　大人もアレルギーに？

「子どものときにアレルギーがなかったから」と安心はできません。大人になってからも免疫力の低下などが原因でアレルギーを発症する可能性があります。

Column

善玉菌と悪玉菌って?

そのバランスが体調を左右する

腸内細菌には「善玉菌」「悪玉菌」「日和見菌《ひよりみ》」があることには少し触れたよね。健康な人の理想的なバランスは善玉菌20%、悪玉菌10%、残りの70%が日和見菌なんだ。最も割合の高い日和見菌は、善玉菌と悪玉菌の様子をうかがいながら、どちらか優勢なほうの味方につくという、なんとも優柔不断な菌だよ。つまり、腸内バランスを整えるためには善玉菌を強くして、どっちつかずの日和見菌を味方につけることが必要になってくるんだな。ただ、善玉菌がすべていいかというとそうでもなくて、善玉菌の顔をしていても、ほかの菌とつるむと悪いことをするのもいるし、悪玉菌でも、たまにいいやつになるのもいる。人間社会と同じく、なかなか難しいのが腸内環境だな。

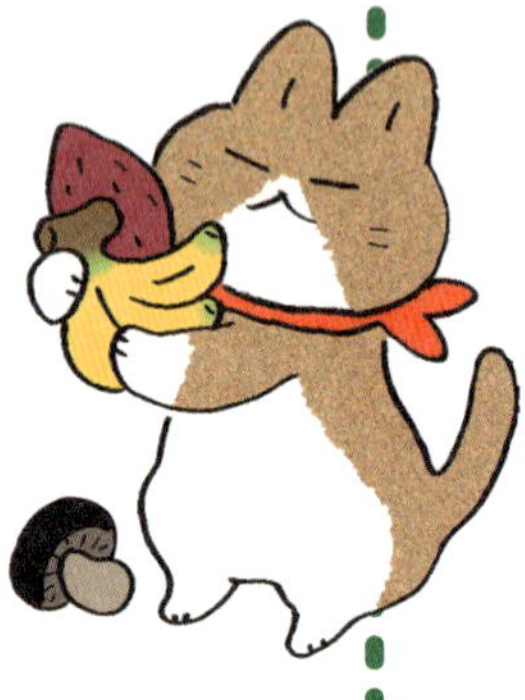

善玉菌は小腸で消化吸収された残りカスに含まれる糖質をエサに、発酵を起こして腸内を酸性にしてくれるんだったね。その善玉菌の代表として乳酸菌とビフィズス菌がよく知られているよ。乳酸菌は酸素がなくても生きられるんだが、ビフィズス菌は酸素があると生きられないという違いがある。腸内にいる数としてはビフィズス菌のほうが圧倒的に多いんだが、数の問題ではなく、腸内を悪玉菌から守るべく、両者は協力し合っている。どちらがいいというわけでなく、どっちも必要なんだよ。

ところでこの腸内細菌のバランスだが、年齢によっても変化するんだね。乳幼児の腸内では善玉菌であるビフィズス菌が優勢なんだけど、高齢期になると減少するということがわかっている。つまり、善玉菌の減少は老化を促進する要因でもあるってことだよね。老化現象だけでなく、バランスが崩れることでおなかはもちろん、体全体の調子が悪くなってしまうんだ。近年は、若者層の腸内環境の老化も進んでいるよ。

善玉菌を増やす食べ物としては穀類、イモ類、海藻などの食物繊維が豊富な食品、干しシイタケや切り干し大根などの乾物、ゴボウ、コンニャク、キノコ類など。大豆、バナナ、牛乳などオリゴ糖が豊富な食品もおすすめ。玉ネギ、ゴボウ、アスパラガスはオリゴ糖を多く含む野菜だよ。そして、ご存じヨーグルトなどの発酵乳製品。さまざまな種類が市販されているけど、相性の合わないものもあるので、自分のおなかに合うのを探そう。

腸内快調で絶好腸な町内会長でした！

オリゴ糖

腸内細菌のエサになる

「オリゴ糖」は人の体内では母乳の成分から発見された、腸内環境を整える機能性成分だよ。食物繊維とともに、乳酸菌のエサになって善玉菌が優位な環境になるよう、働いてくれるんだ。単糖が数個結合したもので、少糖類ともいうね。便秘の予防や改善に効き、おなかの調子を整える特定保健用食品として認められているよ。大別すると消化性オリゴ糖と難消化性オリゴ糖があり、とくに人の消化酵素では消化されない難消化性オリゴ糖は、エネルギー源になりにくい、甘みがあるので砂糖の代わりになる、善玉菌を増やす、虫歯予防、といった多くの機能が注目されているんだね。

また、オリゴ糖は腸内細菌により、ビタミンK、B_1、B_2、B_6、B_{12}、ビオチン、葉酸などに合成されるんだ。体のビタミン補給に重要な働きをしてるんだね。

バナナ、ハチミツ、きな粉、サツマイモはオリゴ糖や食物繊維を多く含み、しかもヨーグルトと一緒に食べられるね。乳酸菌の働きが強まるから試してみよう。

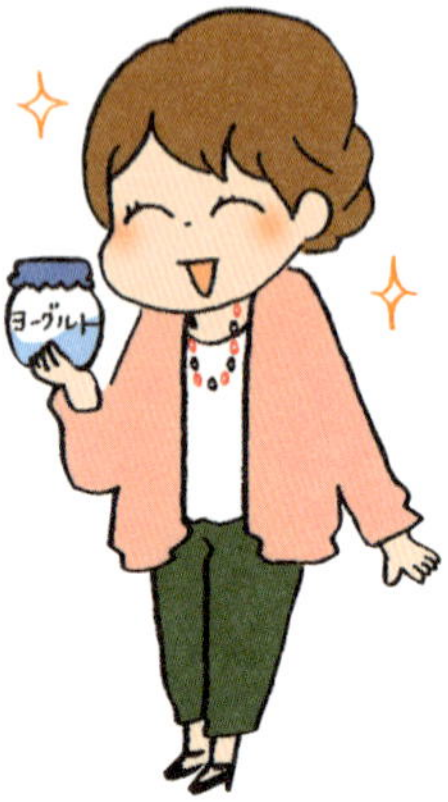

オリゴ糖の種類

イソマルトオリゴ糖

砂糖の30～55％程度の甘さで、コクのある味わいが特徴。腸内環境の改善、虫歯予防などに用いられる。防腐効果があり、保存食にも向く。

マルトオリゴ糖

砂糖に似た味わいで、甘みは砂糖の30％程度。甘味料や料理のコクを出す添加剤として利用される。

トレハロース

砂糖の45％程度のさっぱりとした甘みがある。タンパク質やデンプンを安定に保つ性質があり、食品の品質保持や化粧品、医薬品などに広く利用される。

ビートオリゴ糖

ビート（甜菜）などに含まれ、ラフィノースとも呼ばれる。腸内環境を整え、便秘を解消する効果がある。

大豆オリゴ糖

大豆に含まれるオリゴ糖の総称。砂糖の70～75％程度のさわやかな甘みがあり、1gあたり3kcalのエネルギーとなる。

フラクトオリゴ糖

砂糖の30～60％程度の自然な甘みがあり、1gあたりのカロリーは約2kcal。おなかの調子を整える、カルシウムの吸収を促進するなどの作用がある。

ガラクトオリゴ糖

母乳に含まれ、赤ちゃんが初めて体内に取り入れるオリゴ糖。虫歯予防、カルシウムの吸収促進などの作用がある。

パラチノース

砂糖の30％程度の自然な甘さがある。天然ではハチミツやサトウキビに含まれ、血糖値の上昇が穏やかなのが特徴。虫歯を防いだり、糖尿病患者用の甘味料として使われる。

硫黄化合物

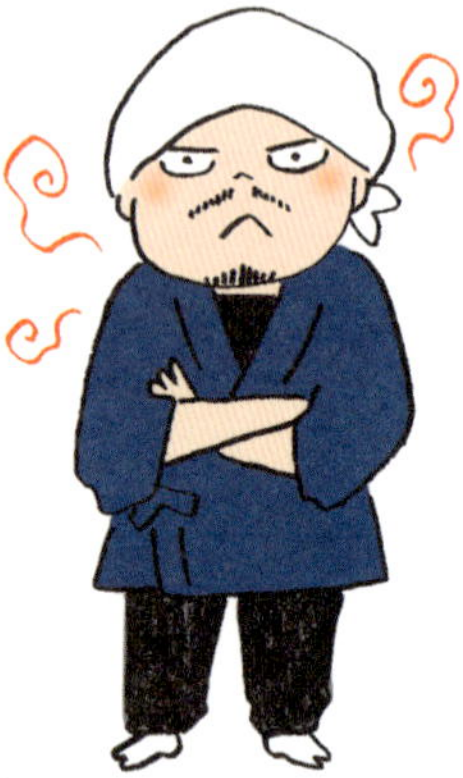

硫黄化合物
ラーメン屋「スタミナらーめん本家」の店長。ぷーんと独特のニオイがするが、胃炎を直したり血栓を溶かしてくれる。

「くさい!」が体に効く

ニンニクは丸ごとでもにおうし、切ったらもっとくさい! 玉ネギは切るとき目にしみて涙が出るし、辛味があってツンとするだろ? **その独特のにおいや辛味成分が「硫黄化合物」**なんだね。ニンニク、玉ネギ、長ネギ、ニラなどユリ科(ネギ属)や、キャベツ、大根、ワサビ、ブロッコリー、などのアブラナ科の野菜に含まれているよ。名前の通り、硫黄を含む化合物で、アリシン、イソチオシアネートなどいくつかの種類があるんだが、共通している特徴は**強力な抗酸化作用!** 活性酸素を消去して、ガンや心臓病、老化の原因を少なくするんだ。血栓を溶かし、血液サラサラ状態にするとともに、LDLコレステロールを減らして動脈硬化などを防いでくれる働きも持っているんだよ。

玉ネギは生のときのアリイン、硫化プロピル、加熱調理したときに酵素が作用してできるアリシン、切ったときに出る催涙成分のチオスルフィネートと、複数の硫黄化合物を含んでいる。そういう食品はほかにもあるよ。そのうちの玉ネギとニンニクはやはりパワーが強いわけで、古代エジプトではピラミッドを建設する労働者

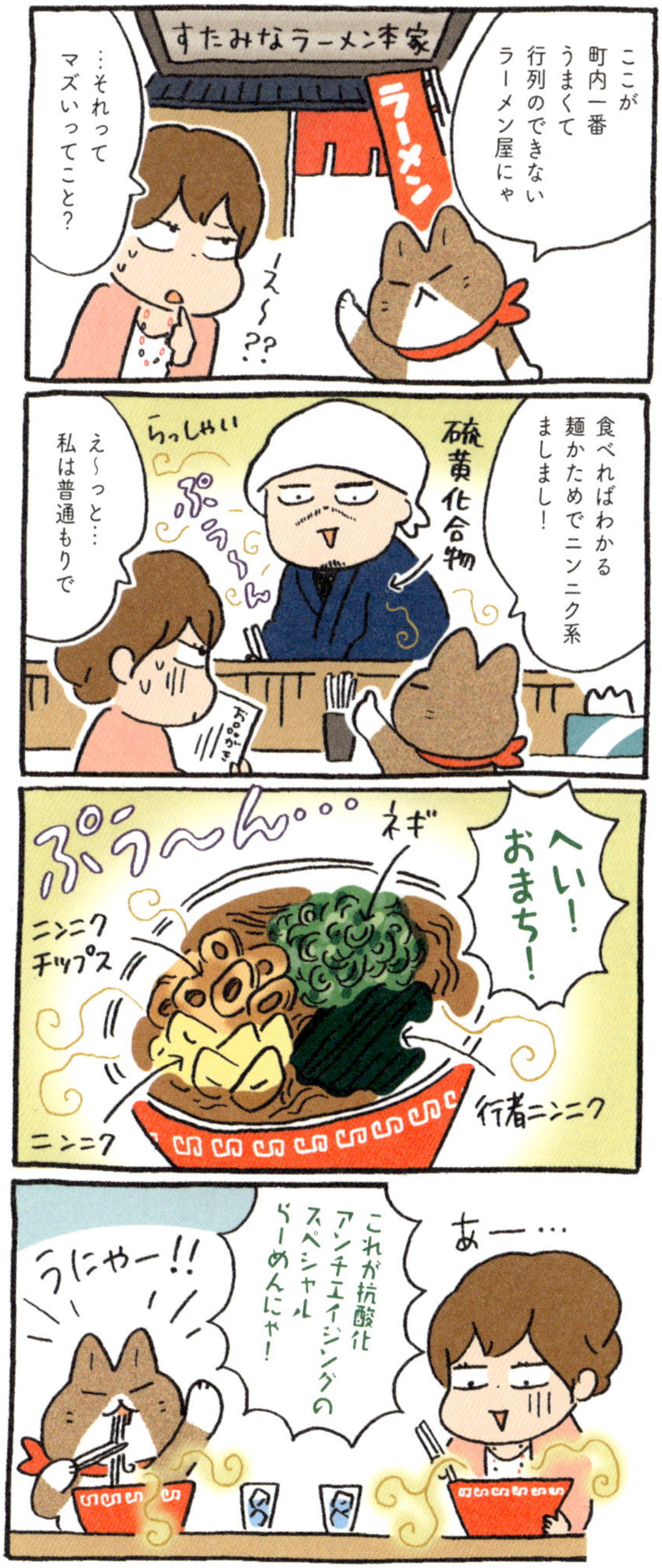
すたみなラーメン本家
ラーメン
ここが町内一番うまくて行列のできないラーメン屋にゃ
ス～??
…それってマズいってこと？
食べればわかる麺かためでニンニク系ましまし！
硫黄化合物
らっしゃい
ぷ～ん
え～っと…私は普通もりで
へい！おまち！
ネギ
ぷ～ん…
ニンニクチップス
行者ニンニク
ニンニク
あー…
これが抗酸化アンチエイジングのスペシャルらーめんにゃ！
うにゃー!!

に食べさせたといわれるくらいなんだ。また、硫黄化合物には強い殺菌力があり、食中毒などを防ぐ薬味として使われることも多いね。ピロリ菌にも作用し、胃炎、胃潰瘍、胃ガンを予防するよ。体にいいとはいえ、硫黄化合物を摂り過ぎるとオナラまで硫黄くさくなる場合があるぞ！　ほどほどにな。

カプサイシン・カプシエイト

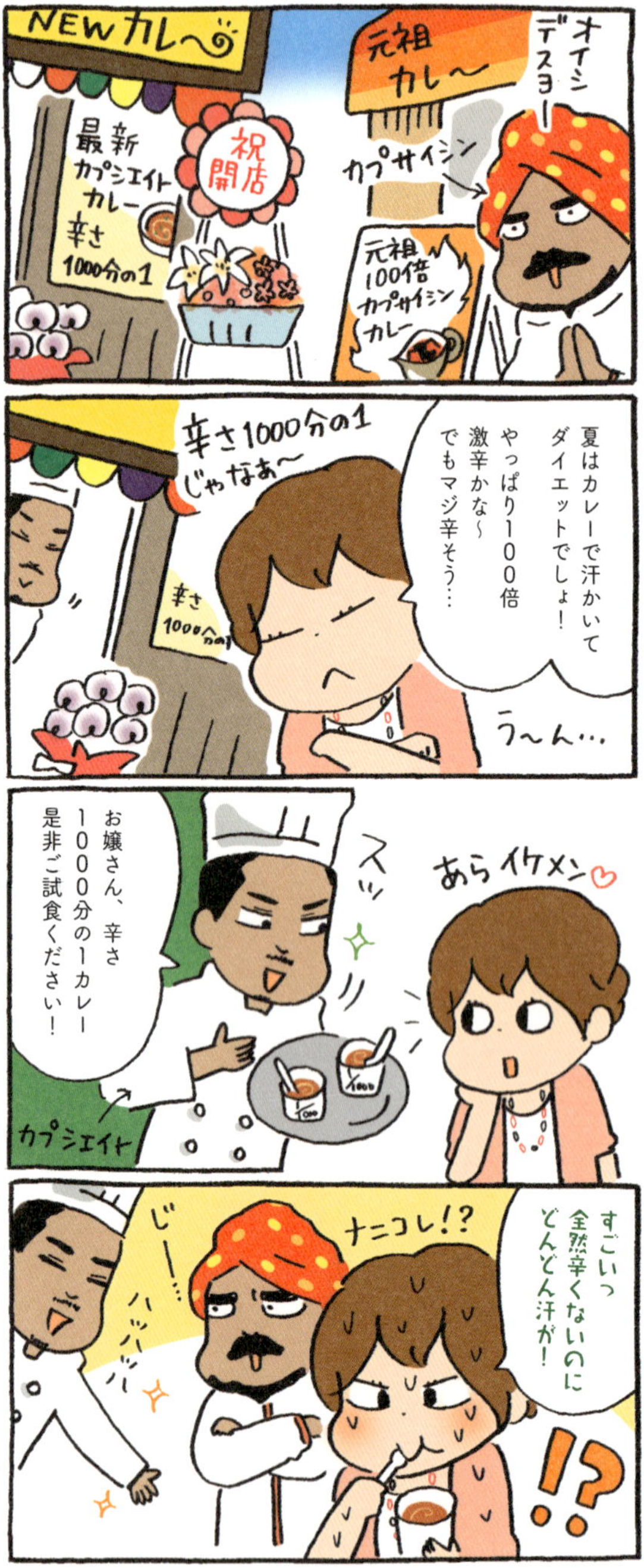
NEWカレ〜
元祖カレ〜
最新カプシエイトカレー 辛さ1000分の1
祝開店
元祖100倍カプサイシンカレー
オイシデスヨー
カプサイシン
夏はカレーで汗かいてダイエットでしょ！ やっぱり100倍激辛かな〜 でもマジ辛そう…
辛さ1000分の1じゃなあ〜
辛さ1000分の1
う〜ん…
お嬢さん、辛さ1000分の1カレー是非ご試食ください！
スッ
あらイケメン
カプシエイト
すごいっ全然辛くないのにどんどん汗が！
ナニコレ!?
じー…
ハッハッハ
!?

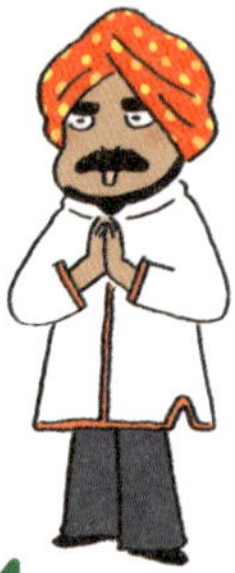

カプサイシン

「元祖100倍カプサイシンカレー」のインド人店主。

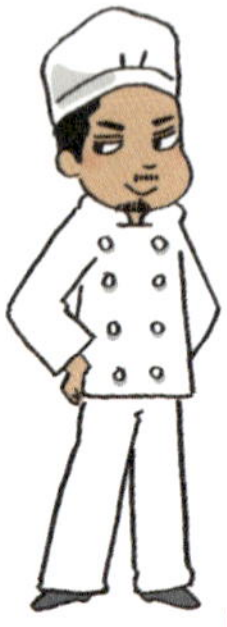

カプシエイト

「最新カプシエイトカレー辛さ1000分の1」のイケメンなインド人店主。

辛さが脂肪燃焼を促す？

「カプサイシン」とは主にトウガラシに含まれている独特の辛さ成分のこと。ほかにもラー油、キムチ、豆板醤、コチュジャンなど身近な食品に含まれているよ。トウガラシたっぷりの料理を「ヒ～、辛い！」と汗をかきかき、食べるよな。カプサイシンはその発汗作用のもとになる成分でカロテノイドの一種なんだ。

カプサイシンの仕組みは「交感神経を刺激してアドレナリンの分泌を高める→アドレナリンが脂肪細胞に作用→貯蔵脂肪の分解と燃焼→エネルギー代謝を高める→体温上昇→血行がよくなり発汗する」というわけだ。全身の血流がよくなり、冷え性や肩こりの改善、疲労回復に役立ち、ダイエットにも効果を発揮するんだ。貼り薬などの外用薬では神経痛を和らげる成分として使用されているよ。

さらに近年、新たにトウガラシから「カプシエイト」という辛味のない成分が発見されたんだ。構造はカプサイシンと類似しているけど辛さはカプサイシンの1000分の1。脂肪燃焼や体温上昇効果、エネルギー代謝を高める効果があるのは同じなんだって。辛味や刺激が強いと多量に入れられないけど、これなら容易に添加することが可能なので、さまざまな応用に期待が寄せられているんだぞ。

〝冷えは万病のもと〟。体を温める食事や生活を上手に取り入れよう。

Check point
交感神経と副交感神経

交感神経は活動時やストレスを感じているとき、副交感神経はリラックスしているときや休息時に働きます。健康な人は、この2つがバランスよく働いています。

その他の栄養素

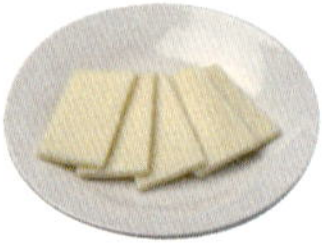

ラクトフェリン

強力な抗菌作用で感染症から体を守る

母乳や汗、涙などに含まれる糖タンパク質。牛乳やチーズなどの乳製品にも含まれています。

強力な殺菌効果があり、乳児の感染症予防、大人の免疫強化、炎症の抑制などに役立ちます。多くの細菌は生育するのに鉄を必要としますが、ラクトフェリンは腸内で鉄イオンと結合し、細菌の成長を止めることができるのです。

また、腸内で過剰になった鉄イオンと結合する働きにより、活性酸素の発生を抑えるともいわれています。ほかにも、中性脂肪を減少させる、傷を早く治すなどの実験結果が報告されており、さまざまな方面での活用が期待されます。

カゼイン

牛乳に含まれるタンパク質 免疫力アップ効果も

牛乳のタンパク質の約80％を占め、牛乳やチーズなどの乳製品に豊富に含まれます。消化吸収機能を高めて、免疫力を上げる働きがあります。その栄養価の高さから、プロテインパウダーなどの栄養補助剤としても販売されています。

また、カゼインが腸内で消化される過程でできるペプチドは、カルシウムと結びつきやすく、体内でのカルシウム吸収を助ける働きがあります。

牛乳アレルギーを持つ人は、カゼインプロテインのみの摂取でも症状が出る場合があるので、注意が必要です。

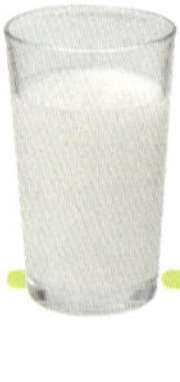

コラーゲン

美しい肌づくりや丈夫な骨に欠かせない

体内に最も多く存在するタンパク質で、全タンパク質の30%を占めます。酸素や栄養を皮膚に供給し、コラーゲン自体に弾力性があるため、ハリのある肌には欠かせません。骨粗鬆症予防や眼精疲労の改善などにも役立ちます。

コラーゲンは体内で合成されるため、コラーゲンを豊富に含む食品をたくさん食べたからといって体に直接効果が現れるわけではありません。良質なタンパク質と、コラーゲン生成を助けるビタミンCをバランスよく摂ることが大切です。

多く含む食品
- 牛スジ肉
- 豚白モツ
- 鶏肉（手羽）

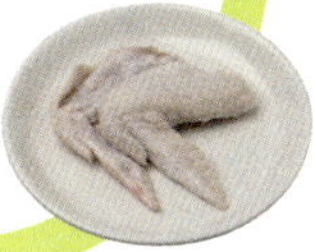

小麦アルブミン

トクホ認定も受けた糖尿病予防効果

小麦に含まれる水溶性タンパク質を抽出して生成されたもの。唾液などの消化酵素の働きを穏やかにし、糖の吸収を緩やかにする働きがあります。

食後の急な血糖値上昇を防ぐことによってインスリンの分泌を減らすとして、糖尿病用の特定保健用食品（トクホ）としても認可されています。ただし、効果があるのはデンプン質による血糖値の上昇だけで、果糖による上昇を抑えることはできません。

小麦から摂取しようとするとエネルギーが多くなり過ぎるため、糖尿病への効果を期待するならサプリメントで摂るのがよいでしょう。

レクチン

細胞を活性化させ有害な細菌から体を守る

ジャガイモや豆類に多く含まれるタンパク質で、免疫機能を高め、感染症を予防する働きがあります。

細胞の表面にある糖タンパク質や糖脂質と結びついて細胞を活性化させ、細胞に付着した有害な細菌の増殖を防いだり、細胞自体の免疫力を高めたりします。

多く含む食品
- インゲン豆
- レンズ豆
- ジャガイモ

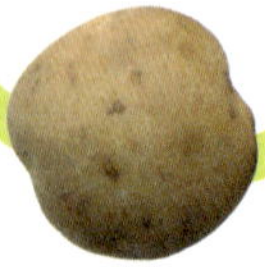

オルニチン

アンモニアの代謝に関わり肝機能を向上させる

タンパク質の合成には利用されませんが、アミノ酸の仲間です。

肝臓のなかでアンモニアを代謝する働きをするため、肝機能を高め、疲労回復に役立つ成分といわれています。肝臓によいとされる、シジミにとくに多く含まれます。

筋肉増強や免疫機能の向上にも効果があるという報告があり、サプリメントなどに利用されています。

γ-アミノ酪酸

イライラを抱えた現代人の味方

多く含む食品
- お茶
- 発芽玄米

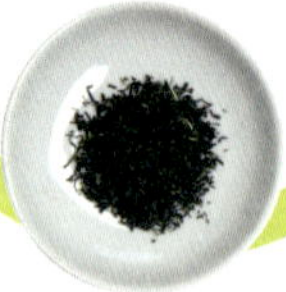

グルタミン酸から生成される神経伝達物質で、ギャバとも呼ばれます。脳の血流をよくして酸素供給量を増加させ、不安やイライラを鎮める働きがあります。

更年期障害や初老期の精神障害にも効果が期待できます。

お茶や発芽玄米に多く含まれ、体内でもグルタミン酸から合成されます。

グルタミン

腸の修復を助け胃腸の働きも向上させる

筋肉に多く含まれ、リンパ球や腸粘膜細胞などの機能を守る働きがあります。消化管から細菌が侵入するのを防ぎ、免疫機能の活性化にも役立っています。消化管の手術後には筋肉から腸へ移動して修復を助けたり、体のエネルギー源として利用されたりします。

胃腸の働きを助ける作用や、アルコールの代謝を促進する作用もあるといわれています。

タウリン

高血圧予防や肝機能の向上に有効

アミノ酸の一種で、体内では肝臓や筋肉、脳、心臓などに高濃度で含まれます。

高血圧を改善する働きがあり、動脈硬化、心不全、心臓病なども予防します。

また、血中コレステロール値を下げ、肝機能を高める働きもあります。

多く含む食品
- サザエ
- ホタテ
- イカ

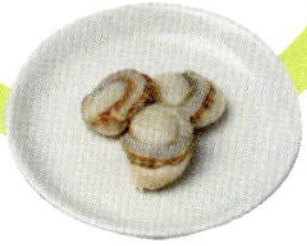

コリン

動脈硬化などの生活習慣病を予防する

体内で、アセチルコリンやレシチンの材料となる成分。

アセチルコリンは血管を拡張して血圧を下げる神経伝達物質として働き、レシチンには細胞膜を形成してコレステロールの沈着を防ぐ働きがあります。

不足するとアセチルコリンやレシチンが減り、結果として動脈硬化や肝硬変などの生活習慣病を引き起こしてしまいます。

コエンザイムQ10

高い抗酸化力を持ち あらゆる分野で活躍

ビタミンQとも呼ばれ、エネルギーを生み出すための酵素を助ける補酵素です。

ビタミンEに匹敵する高い抗酸化力があり、細胞膜の酸化を防いで酵素の利用効率を高めています。その抗酸化力の高さから、医薬品やアンチエイジングなど、幅広い分野で利用されています。

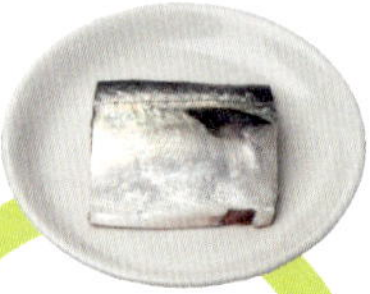

多く含む食品

- サバ
- イワシ
- 豚肉
- ピーナッツ

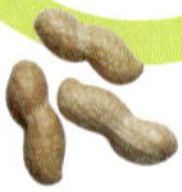

イノシトール

脳や神経を正常に保ち 脂肪肝を防ぐ

細胞膜を構成するリン脂質の成分。脳や神経細胞に多く含まれ、神経機能を正常に保つには欠かすことができません。

脂肪の流れをスムーズにし、肝臓に脂肪がたまらないようにする働きもあり、「抗脂肪肝ビタミン」と呼ばれることもあります。

アルコールを日常的に飲む人は、積極的に摂取するとよいでしょう。

多く含む食品

- オレンジ
- スイカ
- メロン
- グレープフルーツ

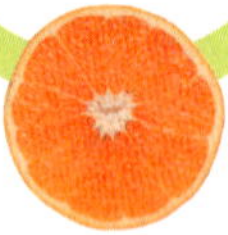

オロト酸

肝機能障害や 老化を防ぐ

ビタミンB_{13}とも呼ばれ、葉酸やビタミンの代謝を助ける働きがあります。体内ではアスパラギン酸などから合成され、肝臓の障害や、早過ぎる老化を防ぐ働きがあるといわれています。

しかし、そのほかの働きについては、まだわかっていないことが多く、今後の研究が期待されています。

多く含む食品

- 根菜類
(ニンジンなど)
- 小麦胚芽
- ビール酵母

その他の栄養素

カルニチン

脂肪燃焼を助ける
ダイエット効果に期待

ビタミンBTとも呼ばれ、体内では筋肉に多く存在します。脂肪酸をミトコンドリア内に運ぶ働きがあり、脂肪燃焼を助けてダイエットに効果のある成分として注目されています。

実際にダイエット用のサプリにも使用されていて、赤身の肉や魚介に含まれています。植物性食品には含まれていません。

多く含む食品
- 羊肉
- 牛肉
- 赤貝

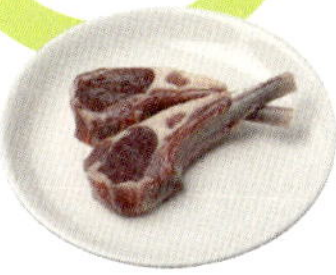

ビタミンP

ビタミンCとともに
毛細血管を強化

ビタミンCの機能を助ける作用があり、ビタミンCとともに毛細血管を強化して内出血を防ぐ働きがあります。毛細血管が弱いと歯茎から血が出やすくなり、すぐに青あざができてしまいます。

ほかにも、血圧を下げる、脳出血を防ぐなどの効果が期待されています。

多く含む食品
- ミカン
- オレンジ
- アンズ
- ソバ

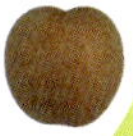

ビタミンU

胃や腸の粘膜を
修復し
胃腸薬に使われる

キャベツから発見された成分で、「キャベジン」とも呼ばれます。ビタミンUには細胞分裂を促し、タンパク質の合成を活発にする働きがあるため、傷ついた胃粘膜の組織を治す働きがあるといわれています。

過剰な胃酸の分泌を抑えることから胃・十二指腸潰瘍の予防に効果的とされ、多数の胃腸薬に配合されています。

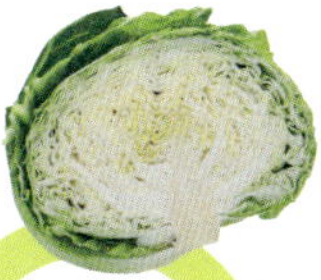

多く含む食品
- キャベツ

パラアミノ安息香酸

葉酸の合成や腸内細菌の増殖を助ける

葉酸が体内で合成されるときに必要になる物質です。パラアミノ安息香酸が不足すると、核酸の合成や赤血球の合成などの葉酸の働きが阻害されることになります。

パラアミノ安息香酸は腸内細菌の増殖を助ける働きもあります。葉酸などのビタミンB群は腸内細菌によって合成されるため、ビタミンB群の不足を補う効果も期待できます。

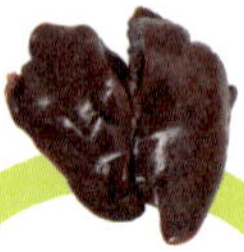

多く含む食品
- レバー
- 卵
- 牛乳

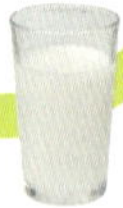

クエン酸

柑橘などの酸味には疲労回復効果が

酢や柑橘類の酸味を示す物質です。体内で発生した酸性物質と結合・分解してエネルギーにかえる働きがあり、疲労回復に効果を発揮します。

カルシウムや鉄などのミネラルの吸収をよくする効果もあるといわれています。

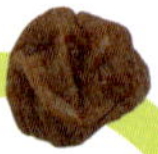

多く含む食品
- 酢
- 梅干し
- レモン

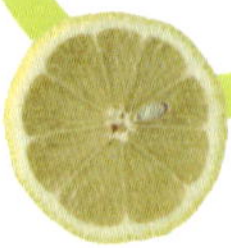

ギムネマ酸

血糖値の上昇を抑え糖尿病を予防する

インドや東南アジアに多く自生するギムネマ・シルベスタというイモ科の植物の葉から抽出される成分。インドでは古くから糖尿病の治療薬として利用され、砂糖の甘みを感じさせず食欲を減退させる作用があります。

小腸でブドウ糖の吸収を抑える作用もあり、肥満や糖尿病の治療に大きな力を発揮します。

便のかさを増やす、虫歯を予防するなどの効果もあります。

核酸

細胞を活性化させ ガンや認知症を予防する

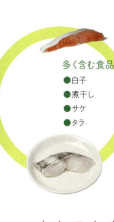

細胞の分裂と再生をつかさどる成分。若いころには体内で盛んに生成されますが、年齢とともに合成される量が減ってくるため、食品から摂取することが好ましいとされます。

遺伝子の修復、細胞の活性化などの働きがあり、ガンや認知症、動脈硬化の予防にも効果があると考えられています。

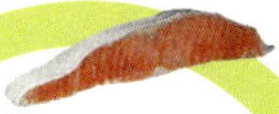

多く含む食品
- 白子
- 煮干し
- サケ
- タラ

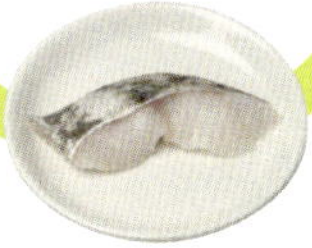

クロロフィル

強い抗酸化力を持つ 植物の葉緑素

植物に含まれている緑色の色素で、強い抗酸化作用があります。ほかのファイトケミカルと共同して、植物を酸化ストレスから守っています。

人体においても染色体異常の発症を抑え、ガン予防に効果があると考えられています。また、血中脂質の正常化に作用することがわかっていて、コレステロール値を下げる働きも期待されます。殺菌・消臭効果もあります。

レシチン

コレステロールを 溶かし 血行を改善する

体内で細胞膜をつくる成分で、卵黄や大豆、精白米に多く含まれます。油と水の両方になじむ性質があることから、細胞内の老廃物を血液に溶かして血行を改善したり、血管壁にこびりついたコレステロールを溶けやすくする働きがあります。

レシチンには神経伝達物質をつくるコリンが含まれるため、脳機能の活性化にも役立つと考えられます。

多く含む食品
- 卵黄
- 大豆
- 精白米

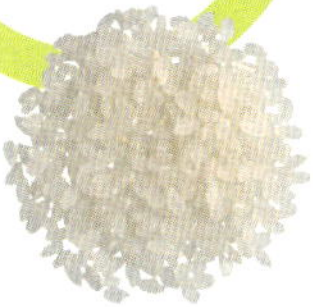

カフェイン

眠気覚ましだけでなく肥満解消効果も

お茶やコーヒーなどに多く含まれる苦味成分です。脳神経を興奮させることで眠気を防ぎ、疲労感を解消する働きがあります。

脂肪分解酵素の活性を高める作用もあり、運動の前にカフェインを摂取すると効率的に脂肪が燃えるといわれています。

このほか、利尿を促す、消化を促進するなどの効果があり、強心剤としても利用されます。

多く含む食品
- コーヒー
- 緑茶
- チョコレート

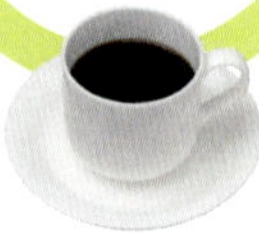

ヒアルロン酸

化粧品に利用される強い保湿成分

目の水晶体や関節液、皮膚に多く存在するムコ多糖類の一種です。水と結合してゲル状になり、皮膚の柔軟性を守ることから化粧品などの保湿成分としてよく利用されます。細菌の侵入や毒物の浸透を防ぐ役割もあります。

ヒアルロン酸は食品として摂取しても体内で分解されてしまうため、直接に肌や関節などに効果を与えることはないと考えられています。

エストロゲン

骨や血管を守る働きもする女性ホルモン

卵巣から分泌されるステロイドホルモンの一種。カルシウムの吸収を促して骨を守り、血管や皮膚の老化を防ぐ役割をしています。そのため、閉経後の女性は動脈硬化や骨粗鬆症になりやすくなるのです。

大豆などに含まれるイソフラボンは、体内に入るとエストロゲンに似た働きをするので、更年期障害の緩和に役立つと考えられています。

テルペン類（ギンコライド、リモネン、グリチルリチン）

健康にも役立つ芳香成分

植物や菌類などに含まれる、特有の香りや苦みの成分。

イチョウの葉に含まれるギンコライドは血行をよくして肩こり、冷え性などの改善に役立ちます。リモネンは柑橘類の果皮に含まれ、胃酸の分泌を促進して食欲を高める効果があります。グリチルリチンは甘草の根に含まれる成分で、胃潰瘍などの炎症を抑える作用があります。

セラミド

肌のキメを整え細菌の侵入を防ぐ

表皮の角質層に存在する成分です。皮膚の保湿機能を改善して、外部からの細菌の侵入や水分の蒸発を防ぐ働きがあるため、クリームや乳液などの化粧品によく利用されます。

肌への効果以外にも、免疫力の活性化や、抗腫瘍作用、神経細胞の活性化などについて効果が期待され、研究が進められています。

多く含む食品

- 米
- 小麦
- 大豆

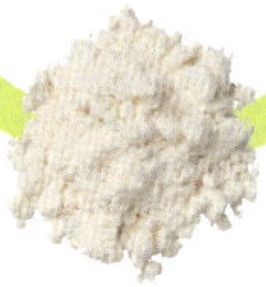

メチルスルフォニルメタン

新陳代謝を活発にしガンの予防にも働く

牛乳やトマトなどの食物に微量ずつ含まれる成分。糖質や脂質の代謝を促進して新陳代謝を活発にし、免疫力を高める働きがあります。ガン細胞の増殖抑制作用も示されています。

関節や筋肉の炎症をしずめる効果もあり、アレルギーやぜんそく、花粉症、リウマチなどの症状を和らげます。肌を修復する働きもあるので、化粧品の成分としても利用されます。

スクワレン

深海ザメに含まれる酸素の運び屋

深海ザメの肝油に多く含まれる成分で、健康食品やサプリメントとして市販されています。

酸素と結びつきやすい性質があるため、体のすみずみまで酸素を送り、新陳代謝を活発にします。肝機能の向上や、ガンに対する抵抗力を高める効果も期待されます。

体内でコレステロールにかわり、性ホルモンや細胞膜の構成成分となって体の機能を正常に保ちます。

多く含む食品
- 深海ザメエキス
- オリーブ油
- 綿実油

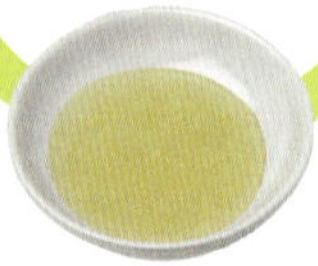

ナットウキナーゼ

血栓を溶かし動脈硬化を予防する

納豆菌がつくり出す酵素で、血栓を溶かして血液をサラサラにする働きがあります。動脈硬化や心筋梗塞、脳梗塞を予防します。血行がよくなるので冷え性や肩こり、高血圧にも効果が期待できます。

ナットウキナーゼは納豆を食べた1時間後から8～12時間後まで血栓を溶かす働きをします。一日50gの納豆を摂取すると効果的です。

紅麹菌

鮮やかな紅色は生活習慣病に効果あり

紅麹菌を米に植菌した紅麹は、古来から中国や台湾、沖縄の発酵食品に利用されてきました。

近年この菌がつくり出すモナコリンKなどにコレステロール値改善や血圧の降下作用があることがわかり、健康食品として注目されています。

また、鮮やかな紅色の紅麹色素は、天然の着色料としても利用されます。

多く含む食品
- 豆腐よう

シャンピニオンエキス

腸内環境を整え体のにおいを消してくれる

マッシュルームから抽出される成分で、ポリフェノールやアミノ酸、フラボノイド、ビタミンなどが豊富に含まれています。

腸内環境を整えてにおいの元となる有害物質の生成を抑えます。これによって口臭や体臭、便臭を抑える効果が期待できるとされ、サプリメントなどに利用されています。また、腎不全の進行を抑える働きがあるともいわれます。

バナジウム

脂肪を燃焼しコレステロール値を下げる

脂質代謝の促進、コレステロール生成の抑制などの効果があることがわかっています。超微量元素で、一般的な食事では一日6～18μg摂取されますが、人体に必須の成分ではありません。

バナジウムにはインスリンの分泌を安定させ、血糖値を安定させる働きがあり、糖尿病の予防や治療にも効果が期待されます。

多く含む食品

- 牛乳
- エビ
- カニ

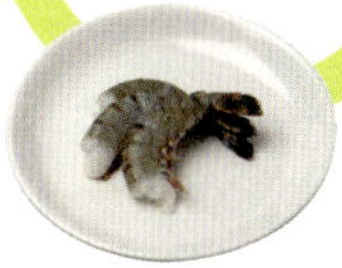

ゲニポシド酸

血圧を下げるお茶に含まれる成分

杜仲茶に含まれる成分で、高血圧や糖尿病、脂質異常症に効果があるといわれています。杜仲は中国原産の落葉樹で、葉を煎じたものが杜仲茶。樹皮は腰痛、肝機能や腎機能の改善に効果があり、医薬品として扱われます。

ゲニポシド酸の働きで末梢血管が弛緩して血圧が下がるとして、血圧高めの人のための特定保健用食品としても認可されています。

監修 牧野直子

管理栄養士、料理研究家、ダイエットコーディネーター。「スタジオ食《くう》」代表。女子栄養大学卒業。大学在学中より、栄養指導や教育活動に携わる。雑誌、テレビ、料理教室、講演のほか、保健センター、小児科での栄養相談も行う。おいしくて元気になる料理、健康的なダイエット法を提案。『料理の教科書　ビギナーズ』『からだに効く　100のスムージー』（ともに小社刊）、『元気塾弁 - 本番まで風邪をひかない！』（女子栄養大学出版部）『不調のときに助けてくれる野菜ごはん』（主婦の友社）など、著書多数。

Staff

イラスト／松本麻希
デザイン／石倉ヒロユキ、
小池佳代（regia）
編集・執筆協力／富田純子、
羽鳥明弓（regia）
校閲／大道寺ちはる
栄養価計算／スタジオ食

参考文献

「日本人の摂取基準（2015年版）」策定検討会」報告書（厚生労働省）
『改訂版　栄養の教科書』中嶋洋子監修（新星出版社）
『たべることがめちゃくちゃ楽しくなる！栄養素キャラクター図鑑』田中明・蒲池桂子監修（日本図書センター）
『からだにおいしい　あたらしい栄養学』吉田企世子・松田早苗監修（高橋書店）
『完全図解版　食べ物栄養事典』中嶋洋子・蒲原聖可・阿部芳子監修（主婦の友社）

世界一やさしい！ 栄養素図鑑

監修者	牧野直子
発行者	富永靖弘
印刷所	公和印刷株式会社

発行所 東京都台東区台東2丁目24 株式会社 新星出版社
〒110-0016 ☎03（3831）0743

ISBN978-4-405-09325-6